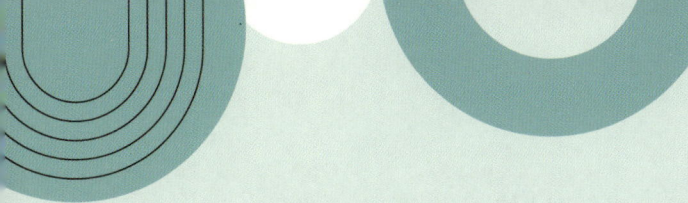

家庭早期干预指南系列丛书
视力残疾儿童

主　编：张悦欹
副主编：张秋兰　孙　欣
中国残疾人联合会　组织编写

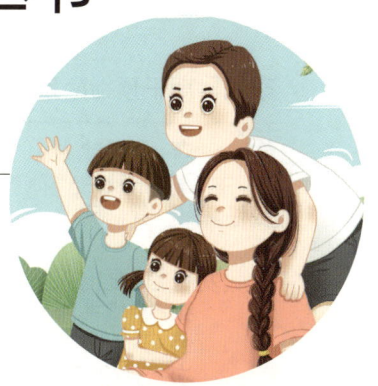

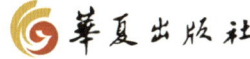

图书在版编目（CIP）数据

视力残疾儿童 / 张悦歆主编；张秋兰，孙欣副主编. — 北京：华夏出版社有限公司，2023.12（2025.4重印）

（家庭早期干预指南系列丛书）

ISBN 978-7-5222-0578-6

Ⅰ．①视… Ⅱ．①张… ②张… ③孙… Ⅲ．①小儿疾病－视觉障碍－早期干预－指南 Ⅳ．① R779.7-62

中国国家版本馆CIP数据核字（2023）第208159号

家庭早期干预指南系列丛书：视力残疾儿童

作　　者	张悦歆
副 主 编	张秋兰　孙　欣
责任编辑	黄　欣
出版发行	华夏出版社有限公司
经　　销	新华书店
印　　装	三河市万龙印装有限公司
版　　次	2023年12月北京第1版 2025年4月北京第2次印刷
开　　本	880×1230　1/24 开
印　　张	3.75
字　　数	79.2千字
定　　价	28.00元

华夏出版社有限公司　　地址：北京市东直门外香河园北里4号　邮编：100028
网址：www.hxph.com.cn　　电话：（010）64618981
若发现本版图书有印装质量问题，请与我社营销中心联系调换。

家庭早期干预指南系列丛书

编委会

主　任：冯　力　梁　巍

副主任：张　皓　邓　猛　周红玲

成　员：（按姓氏笔画排序）

　　　　刀维洁　王国光　王　娜　许家成　张悦歆　贾美香　董　蓓

《视力残疾儿童》分册

主　编：张悦歆

副主编：张秋兰　孙　欣

编　者：王　琪　武之琳　韩　露

这本书
将带给你什么？

  0—6岁是儿童发展的关键阶段，也是为儿童终身发展、过有品质生活奠基的阶段，视力残疾儿童亦是如此。家庭是孩子的母育学校，家长则是孩子的第一任老师，如何帮助家长在养育视力残疾孩子的过程中，及早调整心态，克服焦虑与恐慌，掌握必要的早期家庭教育干预策略和技能，早日成为孩子康复、发展的坚定支持者和有效参与者，是编写本书的主要目的。

  家长通过此书，可以对视力残疾孩子发展过程中面临的常见问题及核心障碍的干预获得科学明确的认知，问答式的案例解析、图文结合的呈现方式、必要的科普资讯、简明的干预妙招、互动的成长记录，这些都能最大限度地为家长提供帮助，让家长的学习简易化。

  愿本支持手册能为每个视力残疾儿童的家庭带来力量！

成长故事

佳佳，男孩，全盲。他是家里唯一的孩子。父母均在正常年龄怀孕，孕前期也并未发现异常征兆，但在孕期8个多月时早产。为确保孩子的生命安全，出生后就吸氧，但因为吸氧过度导致视网膜受损，进而全盲。噩耗接踵而至，而后又查出佳佳左脑发育不良，这让本就难以接受、痛苦万分的父母更是雪上加霜，不知如何是好。

在最初的两三年，佳佳的父母带着他辗转奔波于各城市的大医院，做检查、扎针灸，但佳佳的情况依然没有任何好转。最终，佳佳的父母在家人的鼓励和陪伴下，选择接受现实。为了给孩子最好的教育资源，妈妈辞掉了工作，带着孩子独自来到首都北京，开始了求学之路。

佳佳性格外向，比较淘气，基本没有规则意识。因为左脑发育不良，导致右侧肢体活动受限，无论独立走路、用勺吃饭还是学习扎写盲文，都有很大的阻碍和困难。学校根据孩子的具体情况，给他专门安排了一对一的运动康复训练，还在各类活动中特别注重锻炼他的精细动作和力量等。妈妈也跟着老师一起学习康复训练的方法，并坚持每天带着佳佳练习。尽管孩子会出现哭闹、任务完成不好等情况，但妈妈依然耐心地陪伴和鼓励他。渐渐地，在学前班老师和家长的共同努力下，佳佳有了非常大的进步。从不能独立行走，到已经能够松开大人的手独立行走；从不能独立拿勺子，到能够用勺舀起饭放到嘴里；从很难握住盲笔，到能够用尖一点的盲笔扎写出盲文，等等。这些变化和成长，不仅让家长看到了希望，更让孩子建立了自信、提高了技能。后来，佳佳顺利升入小学，在班级中各方面都表现得很好。能够较快地书写盲文，喜欢并尽力参加各项体育运动，同学们遇到困难时，佳佳还会鼓励他们不要害怕。

现在的佳佳已经是个上初中的大男孩了，拥有自信乐观的心态、面对困难不妥协的精神、坚持追求自己爱好的勇气。这些变化不仅成就了他自己，也让一直陪伴他的家人们感到欣慰和幸福。只要家长心态好，不放弃孩子，坚持用恰当的方法培养孩子，孩子就一定可以突破自己、成就自己。愿所有的视力残疾儿童家长都能够保持积极乐观的心态，静待花开！

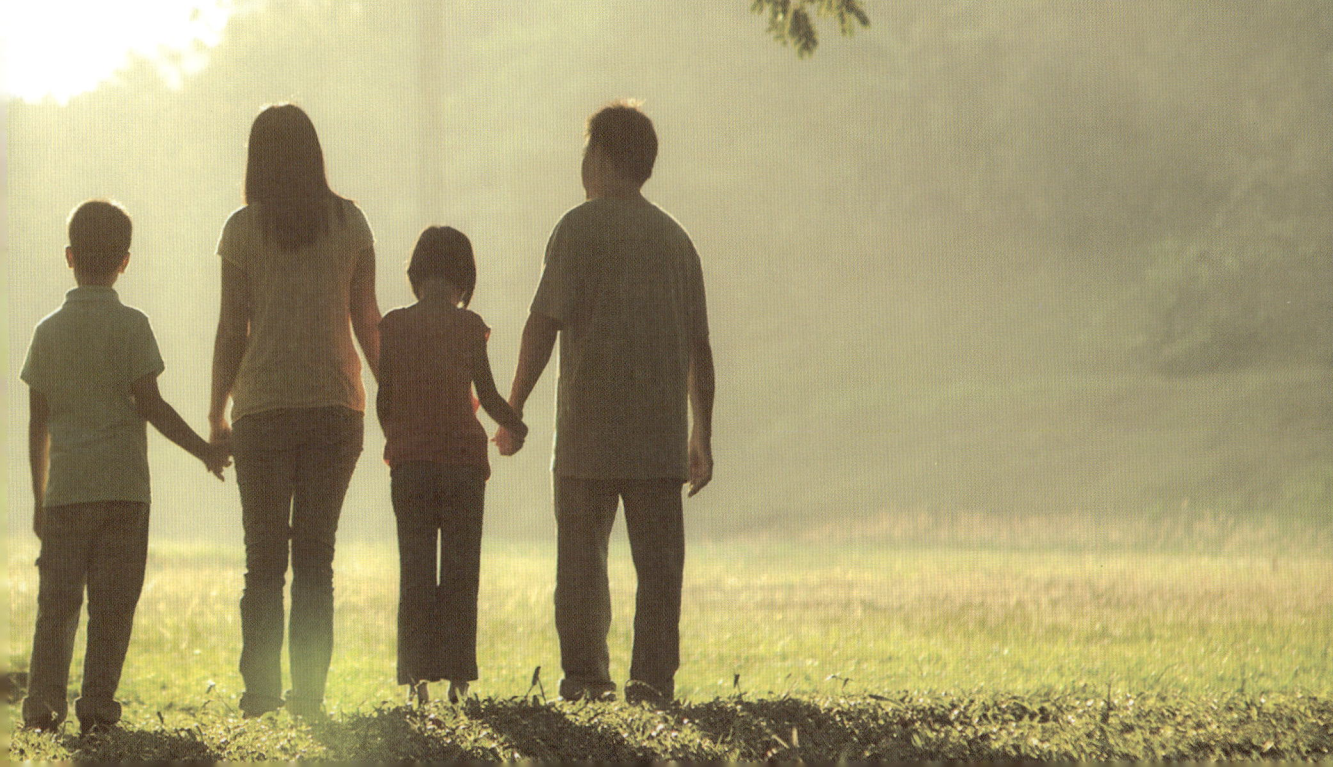

目　录

第一章　拨开眼前迷雾：走进视力残疾的世界

　　第一节　发现孩子的视觉问题　02

　　第二节　了解视力残疾　07

　　第三节　视力残疾带来的特殊需求　09

第二章　我是你的眼：早期干预原则与策略

　　第一节　鼓励探索与尝试　14

　　第二节　多感官学习　17

　　第三节　贴近实际生活　18

　　第四节　游戏与学习　19

　　第五节　家长的指导方式　21

第三章　打开心灵的窗：突破视力残疾的困境

　　第一节　创设适宜探索的家庭环境　26

第二节　接触和使用辅具　34

第三节　提高感知觉效能　38

第四节　促进概念的形成　42

第五节　培养自我服务能力　49

第六节　培养前定向行走能力　59

第七节　培养读写能力　64

第八节　培养社会交往技能　69

第四章　与孩子共成长：寻求支持与促进融合

第一节　家长的心理调适　72

第二节　寻求医疗和康复支持　73

第三节　寻求教育系统支持　74

第四节　寻求社区和社会支持　77

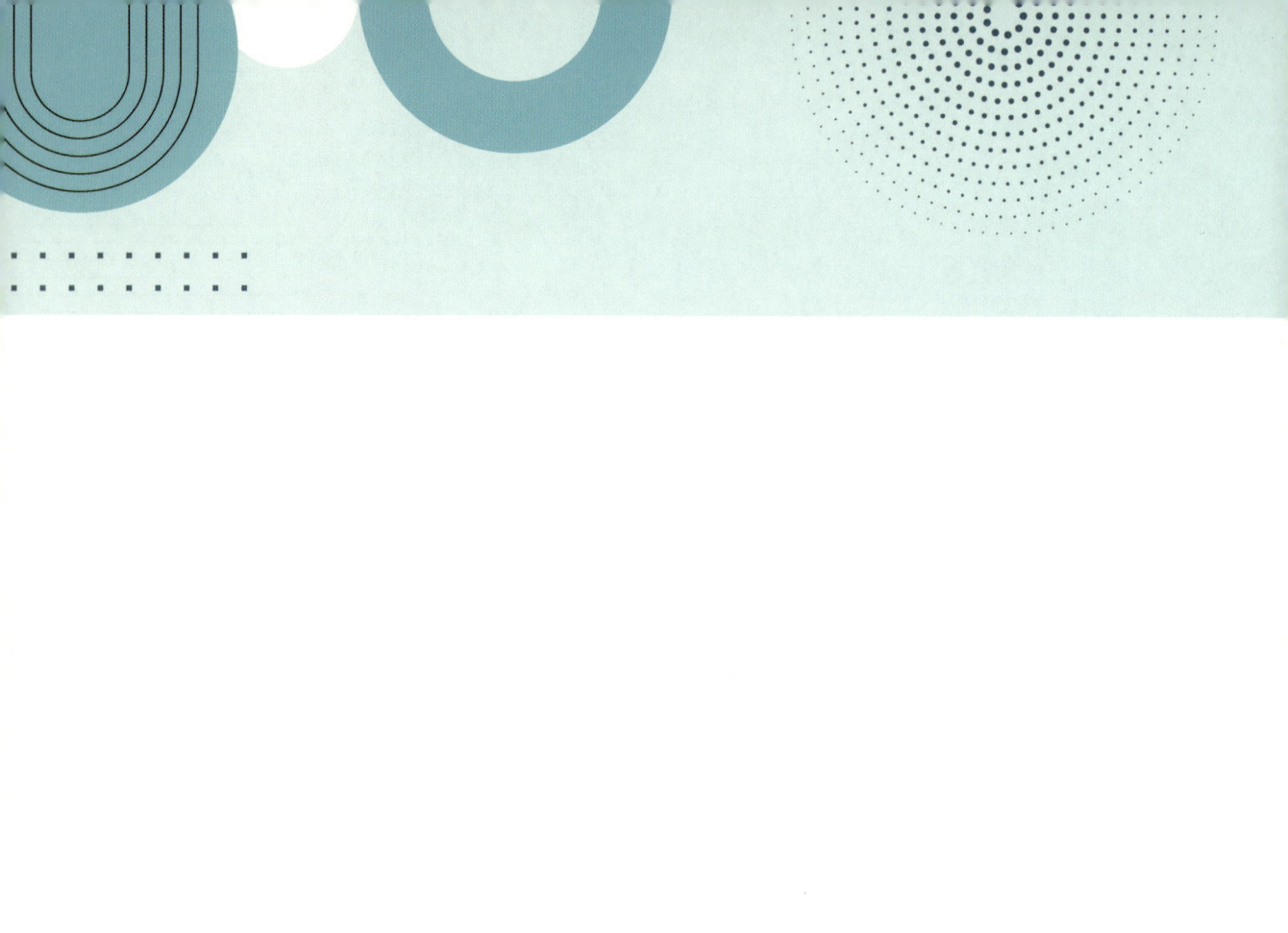

第一章

拨开眼前迷雾：走进视力残疾的世界

第一节 发现孩子的视觉问题

有的孩子在出生时，因明显的眼外观或其他生理异常便可诊断为视觉障碍，但更多的孩子并无明显的外部特征，因此难以在出生时便做出诊断，需要家长在日常生活中用心观察。

1. 孩子的哪些视觉行为值得关注？

观察儿童是否存在视觉异常，是视力障碍早期鉴别的重要环节，起到筛查作用。家长对孩子的视觉行为进行有目的、有计划的观察，有利于了解儿童的视力功能状况，初步判断是否存在视觉障碍。

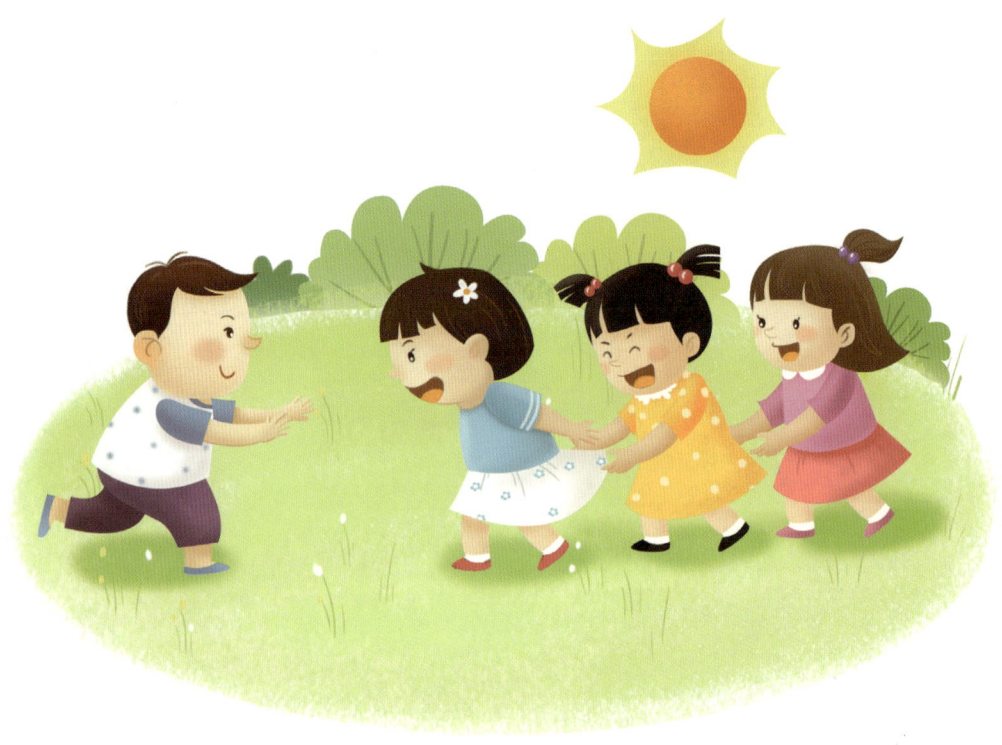

家长可观察儿童是否存在以下视觉问题,进行初步判断:
(1)看细小物体时是否揉眼、皱眉、眯眼、眨眼或呈现焦急状。
(2)是否喜欢用单眼看。
(3)是否有怕光的现象。
(4)是否无法看清物体、图画的颜色或细节。
(5)在做需近距离用眼的工作后,是否常抱怨眼睛痛、头痛、头晕或恶心。
(6)能否察觉房内有无光线。
(7)是否斜眼阅读或看物体。
(8)能否看见远方的事物。
(9)走路时是否胡乱躲闪或蹒跚不稳。
(10)对于需要手眼协调的工作,是否显得笨拙又不能手眼协调。
(11)是否有混淆形状相似的字母(如o与a、c、e,n与m,b和h,f与t)的倾向。
上述问题是视觉障碍的早期表现,一经发现,家长就应尽快寻求专业人员的进一步诊断。

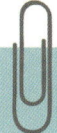

记录纸

请写下孩子出现的视觉问题。

2. 发现孩子视觉异常后应该怎么办？

🍃 医学诊断和日常观察记录

发现孩子视觉异常后，家长需要高度重视，及时到正规的眼科医院进行进一步检查，寻找视觉异常的原因，并进行及时的干预。

客观的医学检查一般包括远视力、近视力和视野等多方面的检查。此类检查属于生理视力检查，应由相关专业人员完成。家长在医生诊断后根据医嘱及时配合治疗。

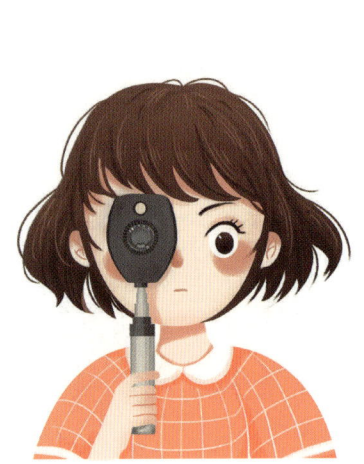
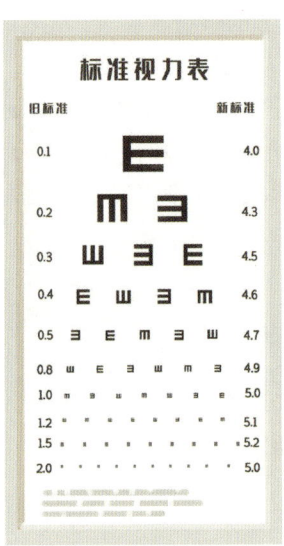

视力残疾儿童在实际生活中表现出的视觉能力属于功能性视力，对功能性视力的评估离不开家长的日常观察。评估的内容包括固定注视、视觉搜寻、视觉追踪能力等。下表列出了一些可供家长操作的观察评估项目，家长可通过日常观察做简单记录，以便与眼科医生和视障教育专家进行更有效的沟通。

功能性视力观察评估简表（3—4岁）

姓名：　　　月龄：　　　性别：　　　眼病：

	观察评估方法	记录
固定注视能力	能够在多远距离之外模仿测试者的姿势和表情	距离： 描述的准确程度：
	在多远距离外能发现固定的物体，并对其轮廓、颜色等加以描述	物体的直径： 距离： 描述的准确程度：
跟踪能力	能否沿着面前的直线或曲线自如行走，直至抵达终点	行走的自如程度：
	能否用彩色笔跟涂简笔画轮廓	准确程度： 速度：
追踪能力	在多远距离外能发现移动的物体（物体与背景应有明显颜色区分），并用眼跟随其运动轨迹	物体的直径： 距离： 描述的准确程度：
搜寻训练	将一个物体放在儿童手中，然后辅助他将物体滚出去，当物体静止时，让儿童寻找	准确程度： 速度： 表现描述：
视觉记忆	将一个物体放置于儿童面前5秒，叮嘱儿童认真观看，再将物体放在一堆物体之中，打乱顺序，让儿童找出看过的物体	准确程度： 速度： 表现描述：
	让儿童观察一张图片1分钟，然后给儿童另一张略有不同的图片，请他指出不同	准确程度： 速度： 表现描述：
视觉认知	让儿童观察物体，并出示几张平面图片，让儿童进行匹配	准确程度： 速度： 表现描述：
手眼协调	给儿童出示简单的符号或图形拼图，让儿童复制	准确程度： 速度： 表现描述：

早期教育干预

在带孩子及时就医、配合治疗的同时，家长应该及早进行家庭教育干预，这对孩子的成长发育意义重大。干预具体包括感觉运动能力训练、前定向行走能力训练、生活自理能力训练、视功能训练和学习能力训练等。基本功能训练包括触觉、听觉和精细运动能力训练；生活自理能力训练包括穿衣、吃饭、洗漱、用餐、个人卫生和家庭居住等方面的训练。

另外，家长作为视力残疾儿童早期教育干预的具体实施者，应尽可能做到：

（1）多与其他视力残疾儿童家长沟通，交流经验。
（2）牢记视力残疾儿童是活动的主导者。
（3）根据儿童的需要改编活动内容。
（4）让儿童知道周围发生的事情。
（5）鼓励儿童独立。
（6）利用好儿童的剩余视力。

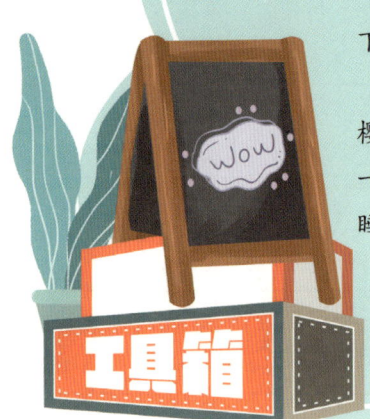

绘本是早期教育干预的重要资源，比如下面这个绘本故事：

"睡觉时间到了，可是黛拉的玩具伙伴樱桃猪、霹雳鼠、豆豆蛙都还很清醒呢。他们一点儿都不想睡觉，黛拉怎么才能让他们变成睡觉快的世界冠军？一起来看看吧！"

第二节 了解视力残疾

1. 什么是视力残疾?

视力残疾也叫视觉障碍。依据《中国残疾人实用评定标准》,视力残疾是指由于各种原因导致双眼视力障碍或视野缩小,通过各种药物、手术及其他疗法而不能恢复视功能者(或暂时不能通过上述疗法恢复视功能者),以致不能进行一般人所能从事的工作、学习或其他活动。

视力残疾包括盲及低视力两类,分级标准如下。

我国视力残疾分级标准

类别	级别	最佳矫正视力
盲	一级	无光感—＜ 0.02;或视野半径＜ 5 度
	二级	0.02—＜ 0.05;或视野半径＜ 10 度
低视力	三级	0.05—0.1
	四级	0.1—＜ 0.3

该标准附有如下说明:(1)盲或低视力均指双眼而言,若双眼视力不同,则以视力较好的一眼为准。(2)如仅有一眼为盲或低视力,而另一眼的视力达到或优于 0.3,则不属于视力残疾范围。(3)最佳矫正视力是指以适当镜片矫正所能达到的最好视力,或以针孔镜所测得的视力。(4)视野＜ 5 度或＜ 10 度者,不论其视力如何均属于盲。

> **Tips 科普栏**
>
> 从教育的角度来看,对视力残疾的划分主要基于学生能够运用其视力从事学习的程度,分为教育性盲和教育性低视力两类。教育性盲(educational blindness)指视力残疾严重到无法通过视觉进行学习的程度,需以听觉、触觉、嗅觉、肤觉为主要学习途径,在读写方面多利用点字。教育性低视力(educational low vision)指远距离使用视力的困难较大,近距离能够看见物体,但仍然以视觉为主要学习途径,在读写方面多使用印刷字体。

2. 视力残疾的主要表现是什么？

视力残疾的主要表现包括远近视力低下、视野缺损、对比敏感度（反差视力）功能异常、色觉障碍等。

远近视力低下使儿童视物时模糊不清，大部分眼病都伴有视力下降的症状。视野缺损包括中心暗点、周边视野缩小以及偏盲三类。

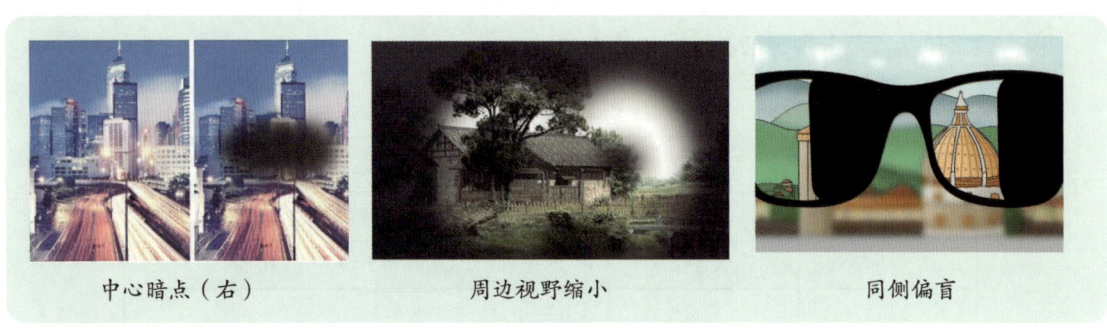

中心暗点（右）　　　　周边视野缩小　　　　同侧偏盲

对比敏感度是指对从最低到最高水平的不同对比度的识别能力，环境中的低对比度会影响反差视力弱的儿童的学习，并且存在一定的安全风险。

色觉障碍即色盲，是指不能准确地辨别颜色，只能依靠不同颜色的饱和度（明暗程度）来推测，其中红绿色盲偏多，蓝色盲较少见，全色盲更为罕见。

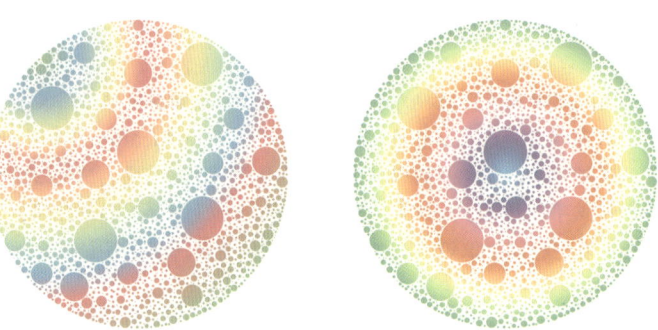

第三节 视力残疾带来的特殊需求

本节将客观地为家长解释造成视力残疾的原因和可能给视力残疾儿童带来的不利影响。但请家长首先明确，下述不利影响只是可能出现的风险，并非无法避免！只要及时开展早期干预，您的孩子也可以达到与健全儿童一样甚至更高的发展水平。

1. 视力残疾对儿童身体和运动发展有何影响？

一些视力残疾儿童的身高、体重、肩宽、骨盆宽、大腿围等发育等级较低，尤以身高和骨盆宽最为明显。这可能是由于视力残疾儿童的活动范围和强度受限、营养摄入不足等造成的。此外，视力残疾儿童中驼背和脊柱侧弯的人较多，可能是失去视觉后不注意站、坐姿势导致的。有剩余视力的儿童习惯于把眼睛贴在书上摸看盲文，这也是造成驼背和脊柱侧弯的原因之一。视力残疾限制了儿童的活动范围，导致其主动探索外部环境的动机减弱、运动量减少或出现不良姿态，这些都可能影响儿童的身体发育。

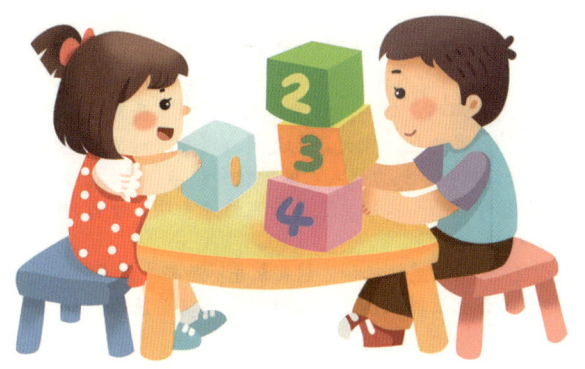

小妙招

触觉训练：
可使用不同材质的布书、立体书，颜色鲜艳的儿童触觉训练球、响铃球，各种手偶。

精细动作训练：
使用形状轮和几何插板、大小规格不同的串珠，系扣子、拉拉链、系鞋带训练以及玩橡皮泥、超轻黏土。
……

2. 视力残疾对儿童的认知发展有何影响？

触觉和听觉是儿童认识世界的主要方式。视力残疾儿童随着后天的训练和认知水平的发展，听觉和触觉功能有所增强，感受性及准确性不断提高，并将直接影响其概念的形成和思维的发展。由于接收信息的速度较慢，视力残疾儿童对空间关系的认知需要更长的时间，难以准确感知距离和深度，但触觉和听觉的参与将有利于他们发展空间知觉。长期依赖听觉渠道获取信息，使他们能更好地利用听觉进行空间定向。视力残疾儿童抽象思维的发展，需要积累更多的触觉和听觉表象，才能逐渐形成事物的概念，发展抽象思维。视力残疾儿童的智力水平不一定低于同龄明眼儿童，其智力发展水平与受教育年龄关系密切。此外，家庭对教育的关注程度也在很大程度上影响着视力残疾儿童的智力发展。

3. 视力残疾对儿童的社会性发展有何影响？

视力残疾儿童与明眼儿童关注的内容和喜爱的活动方式有差异。如明眼儿童更关注颜色鲜艳和动态的事物，而视力残疾儿童更关注声音；相比于明眼儿童的活泼好动，视力残疾儿童则表现得更为安静。这些差异会影响视力残疾儿童的社交，家长应给予鼓励和关注，以免儿童性格过度内向，产生自卑心理，阻碍其社会性发展。

值得注意的是，视力残疾儿童对社会规则的理解不足，是其社交过程中的一大阻碍。例如在交谈过程中侧身，用耳朵或眼角对着他人，容易给他人留下自我中心的不良印象，对其社会性发展产生不利影响。因此家长应及早教给孩子社会规则和与人交谈时的技巧。

Tips 科普栏

视力残疾人的听觉注意、听觉记忆和听觉表象较好，记忆操作优于明眼被试者。研究者曾做实验，被试为视力残疾人与明眼人各11名，让所有人先听80个句子，然后把一些新词与原句末尾的词掺杂在一起读出，要求被试者说出哪些是新词。结果发现，在再认阶段，被试的视力残疾人大脑右半球，对已经听过的词所引发的反应较大。先天视力残疾人对周围空间的注意和定位以及听觉加工的速度都比常人快。同时，视力残疾人的听觉和躯体感觉的ERP波在后脑区域比正常人大，但是ERP波的潜伏期却比明眼人短。这些研究结果表明，视力残疾人的听觉注意、听觉记忆和听觉表象比明眼人好。

但是，值得关注的是，视力残疾人较好的听觉注意、听觉记忆和听觉表象并不是与生俱来的，而是在长期的使用中锻炼而来的。因此，如果没有相应的锻炼，视力残疾人的这些能力与健全人是不存在显著差异的。

4. 视力残疾对儿童的独立性发展有何影响？

相较于明眼儿童，视力残疾儿童由于活动范围受限，加之可能被家长过度保护，独立做事的机会较少，独立意识也受到影响。所以，视力残疾儿童在日常生活中常常显得被动，容易产生依赖心理，进而影响其独立性发展。

以生活行为为例，因为视力残疾儿童难以通过观察、学习和模仿，掌握日常活动的步骤，如果家长没有对活动做分步骤的详细说明，并带着儿童实际操作，视力残疾儿童往往不清楚应该做什么。

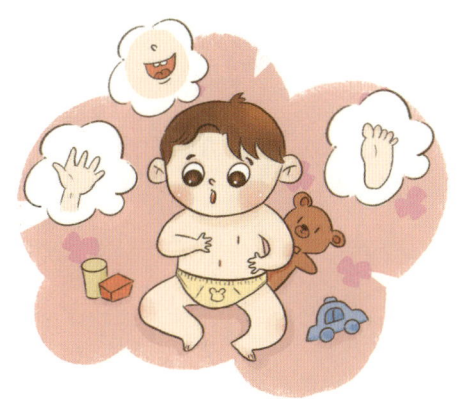

动作发育是儿童发展独立性的基础和前提条件。如果家长为了避免儿童受伤而减少他们自己行走的机会，将会阻碍其身体发育和动作发育，影响其独立性的发展，甚至影响其形成积极的自我概念和自我认知。这些不良的自我认知反过来又会进一步降低儿童独立的意愿和尝试独立的信心。因此，家长应以支持与鼓励的态度，让儿童勇于尝试。儿童遇到挫折时，家长不要立刻包办代替。

航航，4岁男孩，全盲。进入幼儿园时，在无人带领的情况下不敢走路，在家以外的环境中，需要家人时刻陪伴在身边，否则就会大喊大叫。吃饭时需要家长和老师喂，并且拒绝吃蔬菜和水果。

康复人员通过和家长讨论，制订了如下方案：（1）通过游戏活动的方式，帮助航航认识和尝试更多食物，如水果沙拉。（2）通过分步骤学习的方式，加强航航进餐、如厕等生活技能的综合培养。（3）在参与家务劳动的日常活动中，培养航航的定向行走能力，并在家长的带领下，让航航逐步认识外界环境。

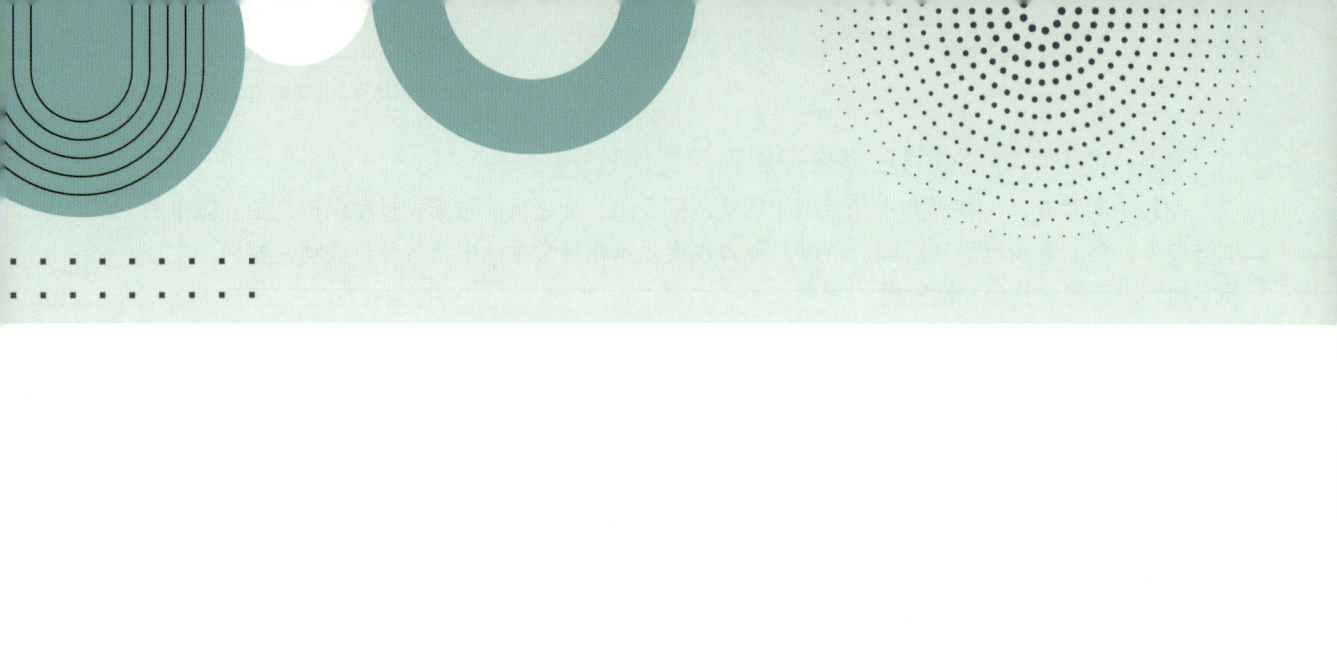

第二章

我是你的眼:早期干预原则与策略

第一节 鼓励探索与尝试

1. 孩子看不见，怎么去探索外部世界？

视力残疾儿童与健全儿童一样，从出生起就开始探索世界了。在此过程中，他们更需要家长的帮助和引导。家长可以参考以下几种策略，引导孩子探索外部世界。

策略1　帮助孩子建立对环境的信任

突然的触摸、声音或气味可能会让视力残疾儿童感到迷惑，甚至被吓到。家长可以在日常照护中，帮孩子理解行为之间的因果关系，例如，把他抱起来之前，先摸摸他的肩膀，同时用语言告诉孩子你要把他抱起来，让孩子逐渐理解接下来要发生的事，建立起对环境的信任。

策略2　引导孩子用手抓握物体

家长可以鼓励孩子触碰自己的身体，例如把铃铛绑在孩子的手腕或脚踝上，引导孩子触碰自己的手脚。此外，可以给予孩子丰富的触觉材料，例如不同质地的布料、触觉球、绳子等。家长可以和孩子分别拿着布料或绳子的两端，通过轻轻回拉另一端的方式，引导孩子拉拽。在孩子能够独立玩玩具的时候，家长可将玩具放在孩子伸手能够到的范围以外，通过轻推孩子手臂或拍打玩具，引导孩子寻找和抓握。

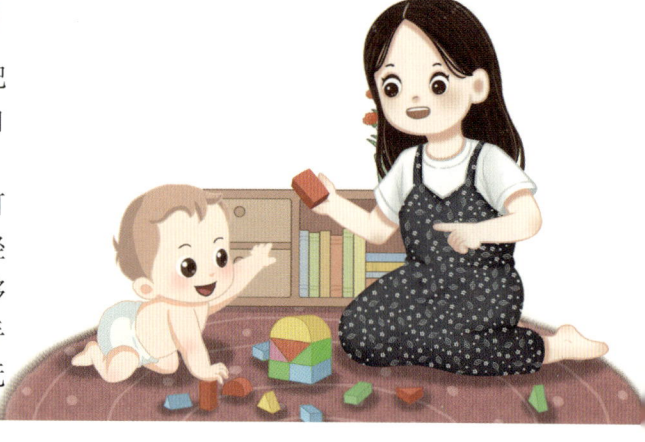

策略3　提供多感官的刺激

家长应为视力残疾儿童提供更多聆听、触摸、嗅闻的机会。家长可以选择能够调动孩子触觉、听觉的玩具，特别是能训练孩子理解因果关系的有声玩具。孩子用手按压或者用脚踢一下玩具，玩具就会发出某种声音，多次尝试后，孩子就会发现自己的动作、行为会对事物产生作用，这在一定程度上能够促进逻辑思维的发展。

2. 孩子总是学不会，我还要让他尝试吗？

> 冬冬是一个全盲孩子。在学习吃饭的时候，冬冬总是把饭菜撒得到处都是，弄掉勺子、打翻饭碗、把食物掉在身上更是常有的事。每次吃完饭，家长都需要花费不少时间清洁。教了很多次，可还是看不到冬冬的进步。他们感到沮丧，甚至怀疑冬冬能不能学会自己吃饭，想着干脆给冬冬喂饭吧。可是一想到冬冬总有长大成人的一天，不能一辈子被人照顾，家长又决定继续坚持下去。

由于缺乏对外界事物和他人行为的观察，视力残疾儿童无论是学习生活技能还是学习知识，通常都需要花费比普通儿童更长的时间。家长要坚持引导，保持耐心，与孩子共同克服困难。具体可参考以下策略。

策略 1　记住孩子学习的过程

与普通儿童一样，视力残疾儿童按照一定的步骤学习技能。以独立行走为例，第一阶段，孩子需要在家长的帮助下学习，即在家长的引导和辅助下行走。第二阶段，孩子学会如何独立完成这件事，即在家庭环境中独立行走。第三阶段，孩子学会在不同环境下运用这项技能，例如在室外和其他陌生环境中行走。

策略 2　逐渐撤销辅助

家长在教授某项技能的过程中，随着孩子逐渐掌握，可以逐渐减少辅助的强度或逐步撤销辅助。以学习吃饭为例，刚开始，家长可以用手虚握住孩子的手并移动孩子的手臂，手把手教学；等孩子具有握住勺子舀食物的能力时，家长可以逐渐把手从孩子的手上移到手腕，而后逐渐移到前臂，再移到手肘，给予孩子越来越大的自主性。

策略 3　语言引导和鼓励

家长在视力残疾儿童的一日常规活动中，应常用口头语言对活动和物品进行翔实的解释说明。在孩子做事情的时候，家长应随时告诉孩子进展，防止孩子因为不知道进展而不安、沮丧。

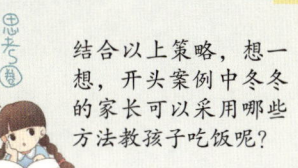

结合以上策略，想一想，开头案例中冬冬的家长可以采用哪些方法教孩子吃饭呢？

4. 过度保护对孩子有什么危害？

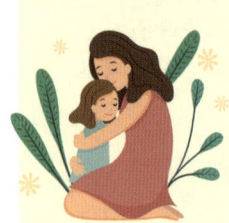

"妈妈，回家！"来到游乐园还不到十分钟，小小就嚷着回家。妈妈本想通过游乐场中的海洋球、滑梯、跳跳床，让小小感受更大的世界。可是爸爸妈妈的手一离开小小，小小就极度不安，嚷着要回家。爸爸说："是不是我们在家里对孩子保护得太多了？"想到平日里对小小呵护备至，甚至曾为了安全，几次制止了小小对陌生物品好奇的探索，爸爸妈妈陷入了沉思……

在视力残疾儿童的养育过程中，家长应当持支持、乐观、开放的态度。家长应鼓励孩子多探索、多尝试。当孩子遇到挫折时，家长可采取适当的辅助并给予鼓励，与孩子共同克服困难，而不应立即制止孩子的探索行为或代替孩子完成。

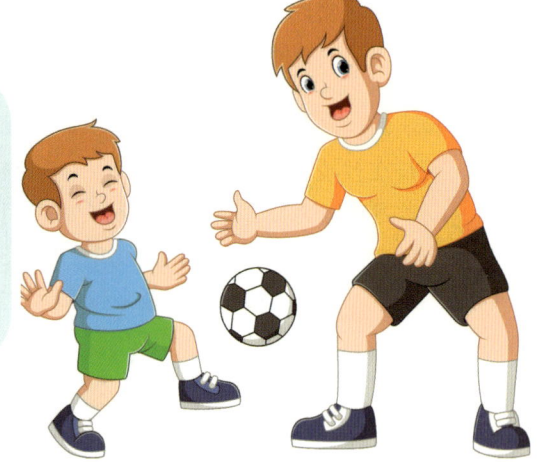

补给站

请相信你的孩子。今天的每一个进步，都是孩子今后高质量生活的基石。

第二节 多感官学习

1. 为什么要多感官学习？

多感官学习是指使用视觉、听觉、触觉、味觉、嗅觉等多种感官通道获取信息并整合加工的学习过程。与单一的视觉、听觉学习相比，多感官学习能调动多种感官感受外界刺激，获取的信息更加丰富，记忆的形式更加多样。

多感官学习的目标是让儿童充分获得环境刺激，这并非意味着同时使用所有感官。家长应在不同的场景中选择不同感官的学习方式，要最适合孩子、最为有效。

2. 什么是"以手代目"和"以耳代目"？

视力残疾人由于完全或部分地丧失了视觉这一接收环境信息最主要的通道，就需要通过其他感官通道的代偿来感知事物。明眼人走进陌生的房间，一眼就能了解房间的大小、结构和陈设等情况。而视力残疾人则需要根据走路发出的声音及其回声判断房间的大小，通过触摸来了解房间的结构和陈设等。这种利用触觉和听觉弥补视觉通道的缺陷，就是"以手代目"和"以耳代目"。

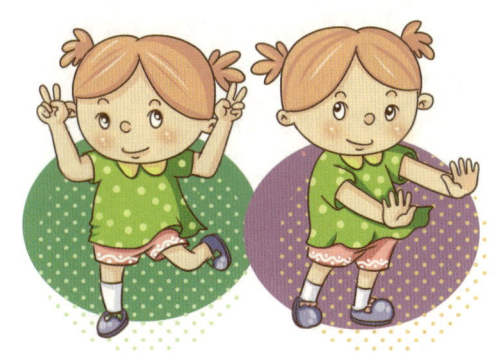

亲子阅读绘本是常见的家庭早期教育活动。朵朵是一名盲童，妈妈希望朵朵能用手来"阅读"绘本，于是自制可触摸绘本。她把文字翻译成盲文，用不同材料拼接成可触摸的图画。她用凉凉的凝胶代表海浪，把薄木片做成小船的形状，并在"船"上贴了亚麻布做的"船帆"……这些都是朵朵能够用触觉感知的信息。这样，朵朵也能和父母一起"阅读"绘本了。

第三节 贴近实际生活

1. 让每件事都有实际意义

在真实的生活环境中使用真实的物品、开展有实际意义的活动，能够更好地帮助视力残疾孩子与真实世界建立联系。家长可以对日常活动加以改编，使早期干预在日常生活中更容易操作，进而促进孩子认知、语言和运动能力的发展。

案例1：伟伟家里开水果摊，家长让伟伟帮着摆放水果，这既锻炼了孩子的运动能力，又让孩子获得丰富的感官体验，还帮了父母的忙。

案例2：果果帮助奶奶整理衣物。奶奶说："果果，你能找到冬天的裤子吗？它比夏天的裤子更厚。"然后引导果果通过触摸不同质地的布料，区分不同季节的衣物。

2. 讲解每件物品

在家庭环境中，家长可先向孩子讲述奶瓶、衣服、玩具等孩子接触最多的物品，以及门、桌椅等简单的家具陈设。等孩子长大些，可以多将孩子带出家门，接触家庭环境中没有的事物。例如带孩子去超市或集市的时候，向孩子讲解不同的声音、气味和温度是怎么回事。

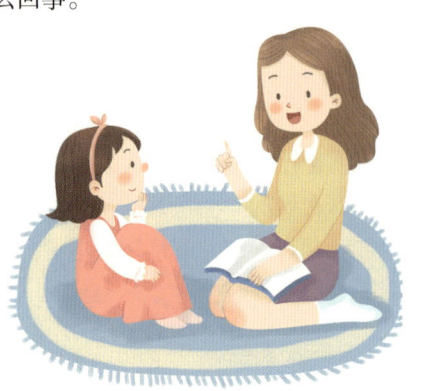

在讲解物品之前，全盲孩子的家长可以先将眼睛闭起来，用其他感官感受物品，便于适应基于触觉、听觉、嗅觉等感官通道的讲解方式。低视力孩子的家长则可以眯起眼睛，或给眼睛蒙上遮挡物，模拟孩子的视物情况，同时使用其他感官感受物品。

第四节 游戏与学习

1. 游戏是视力残疾儿童学习的主要载体

0—6岁的儿童认识世界、发展各项能力的主要途径是感知觉和简单的思维,他们注意力集中的时间较短,好奇心强。因此,游戏是最符合0—6岁儿童认知水平和身心发展需要的学习方式。视力残疾儿童也是如此。合适的游戏有利于增加视力残疾儿童与家长的互动,增进亲子关系;还能够为孩子增加感官刺激和运动机会,有利于促进孩子认知、运动和思维的发展,培养表达能力、想象力、创造力,形成良好的品格。此外,从视力残疾儿童感兴趣的物品或者游戏活动入手,让儿童体验到乐趣后再逐步加入学习的内容,更易于孩子接受。

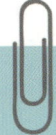

记录纸

记下你认为适合孩子的亲子游戏。

_____
_____
_____
_____
_____
_____

1. 基于一日常规自创游戏

游戏是视力残疾儿童身心发展的重要途径。在家庭环境中，一日的常规活动都可以童趣化、游戏化，家长可以将希望儿童掌握的生活自理能力训练改编为游戏，也可以自行创编亲子游戏。

策略 1　将生活自理能力训练童趣化、游戏化

家长可以将穿衣服、吃饭等活动改编为游戏。朗朗上口的儿歌、夸张的语音语调都是增加游戏乐趣的手段。

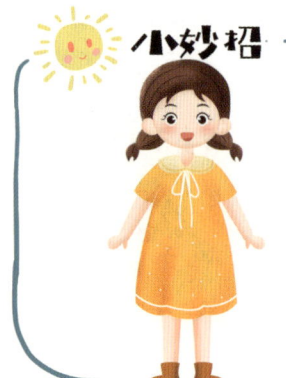

小妙招

"高人矮人走"是锻炼孩子运动能力的户外游戏。家长选择平坦空旷的场地，发出"高人走"口令后，孩子高举手臂，大步往前走；发出"矮人走"口令后，孩子蹲下，手扶膝盖行走。

在游戏过程中，家长可给予孩子必要的语言或肢体辅助。

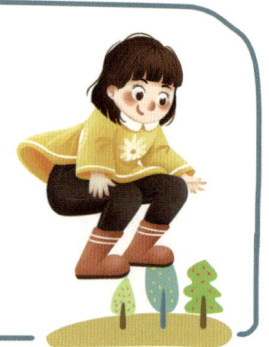

策略 2　创编亲子游戏

家长可以根据孩子的身心发展需求，针对不同能力发展领域创编亲子游戏。互联网上也有丰富的亲子游戏，家长可根据需要选择和改编。

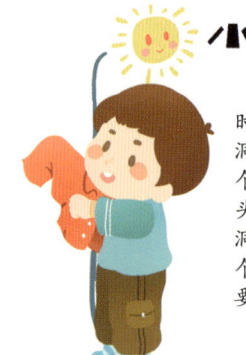

小妙招

在孩子穿衣服的时候，家长唱儿歌："找洞洞找洞洞，找到一个大洞洞，大洞洞套头上，小手伸向小洞洞。"孩子每钻出一个"洞洞"，家长都要给予语言鼓励。

第五节 家长的指导方式

一、语言直观

语言直观是指语言表达的内容与实际情况相一致。具体表现为，家长向视力残疾儿童描述物品时，应使用清晰、具体的表述，例如"球形的门把手"。此外，家长还应避免用不同的名称称呼同一件物品。

家长的语言直观要融入视力残疾儿童的日常生活，多讲、多解释。在吃饭、穿衣、游戏等活动中，要坚持把正在做的事情、孩子正在接触的事物和环境，用具体而形象的语言讲给孩子听，并且要反复多次地讲，以便孩子记忆理解物品和活动的名称，并将物品和活动建立联系。

小妙招

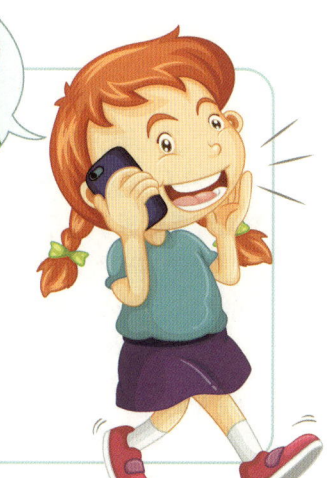

如果家庭中有成员正在使用手机打电话，就可以将手机拿到孩子跟前，让孩子听到手机中传来的声音并通过触摸感受手机的形状、大小和质地。同时，家长用语言解释手机的通话功能，帮助孩子建立起手机与通话功能之间的联结。

二、"手下手"与"手上手"

"手上手"和"手下手"都是视力残疾儿童教育中常用的教学方法,前者是指家长把自己的手放在视力残疾儿童的手上,对他们的动作进行引导;后者是指家长把自己的手放在视力残疾儿童手的下面,托着孩子的手探索事物。

针对流程和操作较为固定的活动,家长在初步教学和儿童初步练习阶段可使用"手上手"的方式;而探索新事物、玩玩具等需要孩子发挥主动性和创造性的活动,建议家长采用"手下手"的方式。

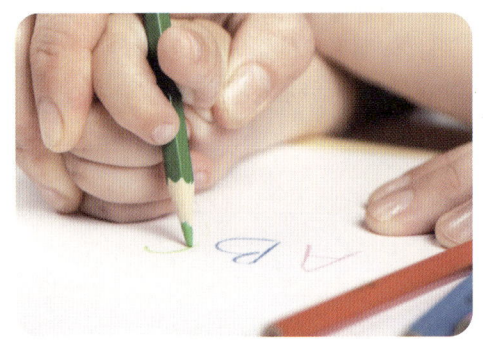

"手上手"示例

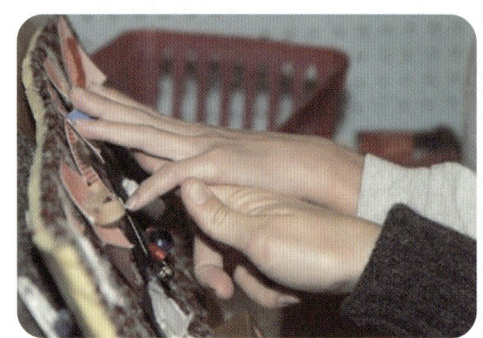

"手下手"示例

"手上手"案例:教视力残疾孩子刷牙。家长可以先将自己的手放在孩子的手上,引导他们拿起牙刷,挤牙膏,刷牙,同时用语言解释刷牙的步骤和注意事项。当儿童熟悉了流程和做法以后,家长可逐渐放开孩子的手,让孩子尝试独立刷牙。

"手下手"案例:教视力残疾儿童玩乐高积木。家长可将自己的手放在孩子的手下,引导他们拿起不同的积木,让他们感受积木的形状,再引导他们将积木拼插在一起,制作简单的物品,例如把三角形和正方形拼接成小房子等。在此过程中,家长应不断进行语言提示,例如"找一找正方形的孔在哪里""对准孔位之后要用力插进去"等。

三、身后教学

身后教学是指家长在孩子的身后进行教学或者辅助的方法。家长在孩子的身后进行某种技能的教学时,家长与孩子保持相同的朝向,孩子能够更好地感受家长的动作和声音,并且理解得更快。当孩子探索周围环境或物体时,家长也可以用双手引导孩子的双手进行触摸,帮助孩子感知环境和周围物体。在孩子学习行走时,身后教学有助于锻炼孩子的胆量,提高其向前行走的主动性。必要时,家长可将手搭在孩子的肩膀上,给予孩子一定的安全感,减轻孩子的不安和恐惧。

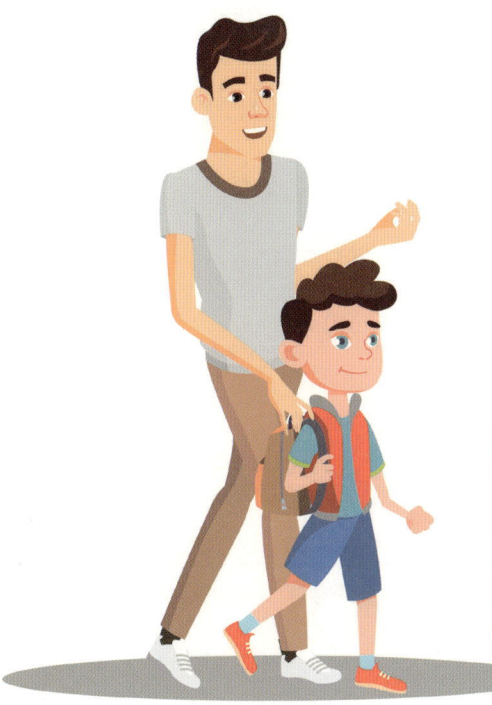

身后教学示例

小妙招

吃饭时的身后教学

家长坐在孩子身后,在告知孩子后,用双臂环绕着孩子,双手握住孩子的双手,演示一手扶碗一手握勺、用勺子舀饭并送到嘴里的过程。家长手把手带着孩子练习一段时间后,可根据孩子掌握的情况逐渐撤销辅助。

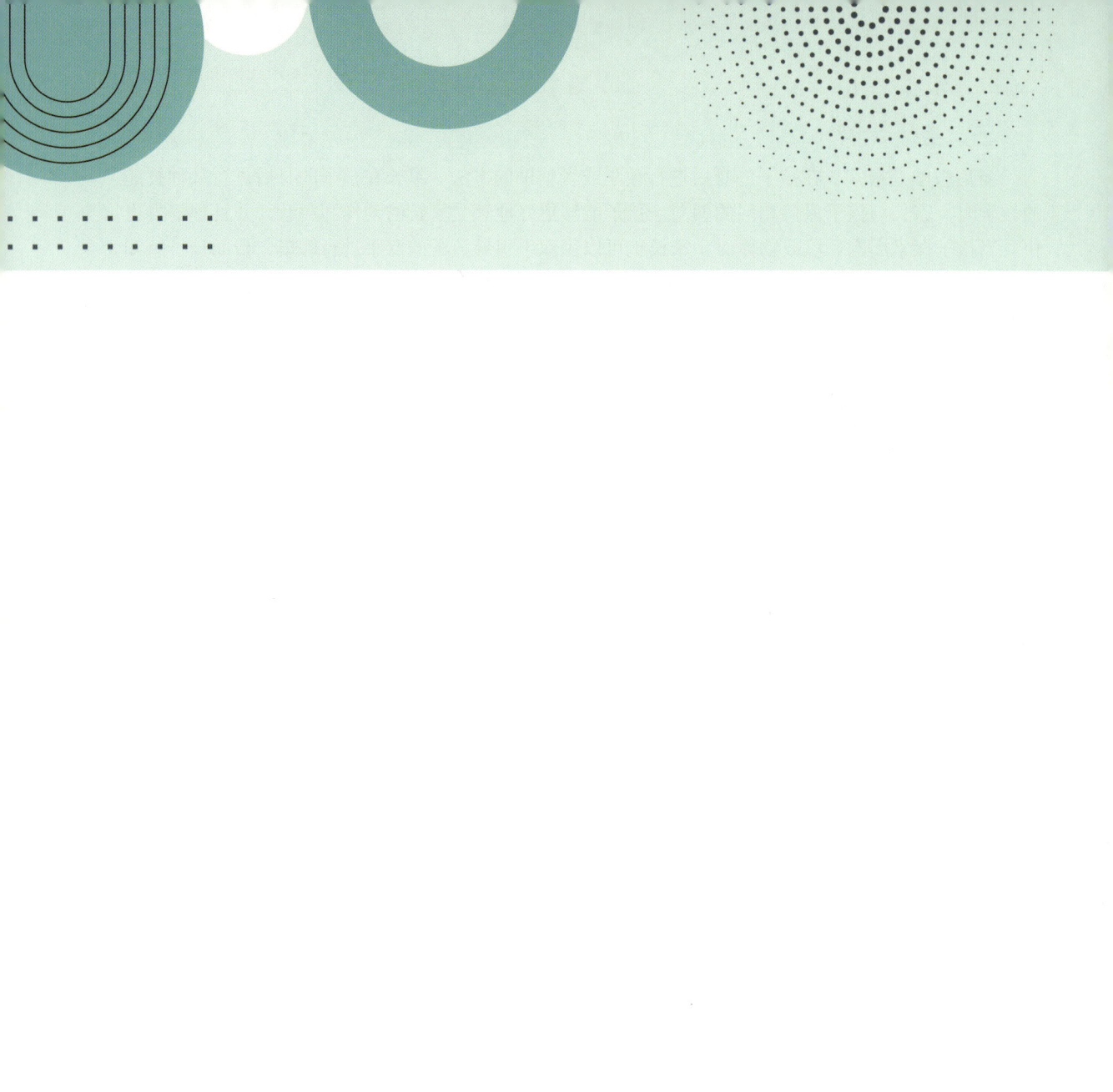

第三章

打开心灵的窗：突破视力残疾的困境

第一节 创设适宜探索的家庭环境

家庭是视力残疾儿童成长的主要环境。创设适宜探索的家庭环境,有助于提高他们的运动、感知、认知、语言交往、生活自理、社会适应等方面的能力。

首先,家长应确保家庭环境的安全性。例如:应软包家具的棱角,防止磕碰;检查地面是否平坦,防止地毯边缘、管道和电线绊倒孩子;在一些地面凸起的地方,如卫生间推拉门的轨道,应加上标记,提醒孩子注意和辨认。室外的安全性也不容忽视,家长应尽可能确保家附近的路面平坦,同时告诉孩子马路上的大致状况、潜在危险以及应对方式。

其次,家长应确保家庭环境无障碍。对于有剩余视力的孩子,可采用色彩反差作为标识;对于全盲孩子,则可使用触觉标识,引起孩子的注意。此外,物品摆放位置固定,家庭功能分区,提供视觉、听觉、触觉等多感官环境线索,也是视力残疾儿童家庭环境创设的常用原则。

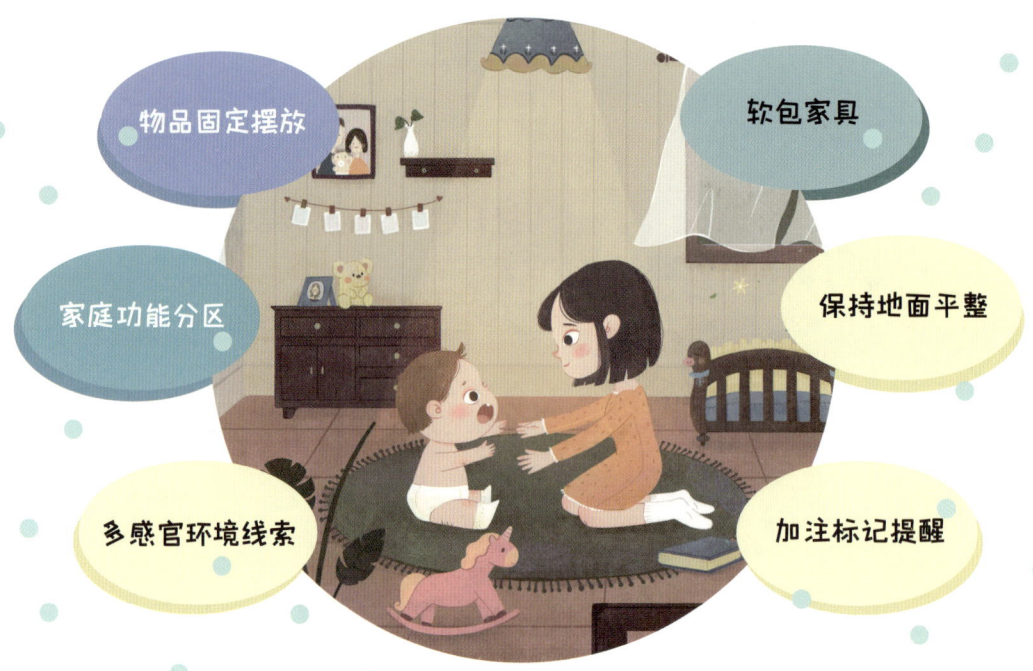

一、孩子需要强照明还是弱照明？

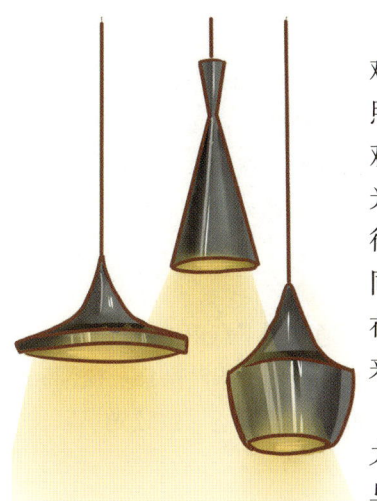

有些视力残疾儿童在某些光线下视物效果好，在另一些光线下难以视物。白天还是夜晚、室外还是室内、自然光还是灯光以及光照的角度等，都会影响孩子的视物效果。家长可在生活情境中进行观察评估，例如：观察孩子避开光源还是看向光源，是否喜欢在强光下看东西；在昏暗的室内打开台灯时，询问孩子在光源下是否看得更清楚，或是否感到刺眼；对比孩子在不同强度、不同种类、不同角度的照明下完成视觉任务的效果，以此确定适合的照明。家长在评估过程中，如发现孩子受刺激过度或感到疲劳，应让孩子停下来休息。

需要注意的是，视力残疾儿童对于照明强弱的需求可能随着视力水平的改变而变化。因此，家长应在日常生活中留心观察，积极与孩子沟通，及时调整照明强度。

记录纸

记下在不同强度、不同种类、不同角度的照明下，孩子的视物效果。

二、如何防止眩光对孩子造成不良影响？

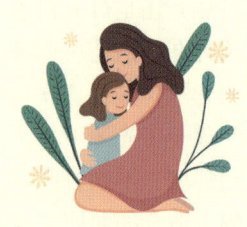

小明最近看东西比从前凑得更近。父母认为小明的视力下降，需要更明亮的视物环境，于是在小明玩玩具时提高了家里灯光的档位，还在儿童房中加装了一盏灯，希望通过增强照明来改善小明的视物效果。结果小明开始频繁眨眼，总说"眼睛好累，看不清东西"，甚至出现了头痛的症状……

这是光线过强引起了视觉不适，即眩光。面对过强的光线，人们通常会下意识地通过眨眼等视觉躲避的方式，避免视力损失。长时间处在眩光环境中，会引起视觉疲劳、眼睛酸痛、流泪和视力下降等。除了过强的灯光，太阳光、玻璃幕墙的反光、雪地反射光等都可能导致眩光。家长应避免眩光对孩子视力的不良影响，可尝试以下几种方法。

策略1　改善家庭照明

家庭照明最好选取可调节亮度的灯具，以便根据孩子的视物需求、窗外自然光的强弱进行调整。婴儿阶段，孩子长时间仰卧，灯具的光线极有可能导致眩光，家长可在儿童房的灯具外加装磨砂玻璃罩或遮光叶，避免眩光的不良影响。此外，提升光源的高度也能减少眩光的发生，家中应选择贴近天花板的灯具，避免安装光源低矮的吊灯。

策略2　做好室外防护

孩子在晴天进行户外活动时，最好在树荫下玩耍。进入阳光直射或反光强烈的环境时，应佩戴有檐的帽子或墨镜，同时避免直视光源。在滑雪场、游泳馆等反光强烈的场地时，也应佩戴具有遮光效果的滑雪镜及泳镜。

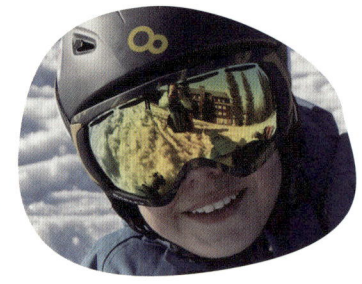
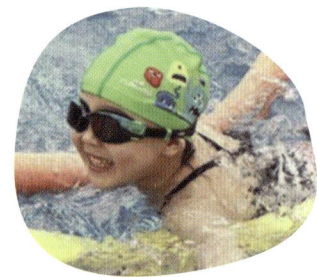

三、家庭环境中如何巧用色彩标识？

对于有一定色彩分辨能力的视力残疾儿童，家长可以巧用色彩标识布置家庭环境，具体可参考以下几种方法。

策略1　用色彩标记边缘

家长可用颜色鲜艳的胶带、粉笔等，在物体和场地的边缘做标记，帮助孩子辨识物体的形状或自己身处的位置。

策略2　增强关键地点的对比度

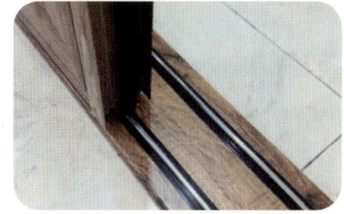

增强台阶对比度示例

家庭内部以及家的附近如果有台阶，家长可用与台阶颜色对比强烈的胶带做标记，例如在黑色的台阶边缘粘贴黄色的胶带，或在浅色的台阶边缘喷涂黑色的油漆。台阶边缘的色彩对比，能够帮助孩子感知台阶的边缘和高度变化。对卫生间干湿分离的地面、推拉门的轨道等有凸起的地方，家长可做类似处理。

增强推拉门轨道对比度示例

策略3　设置生活化的色彩提示

除了条带状的色彩标识，家长还可以设置生活化的色彩提示。例如在不同房间门把手上系不同颜色的蝴蝶结，在门口悬挂不同颜色、不同形状的装饰品，或在门上贴孩子喜欢的图案。

小妙招

你可以在厨房的门口粘贴红色的墙纸，在卧室的门口粘贴黄色的墙纸，在客厅与阳台中间摆放一排蓝色的花盆等。色彩标识应当与环境背景色形成鲜明对比。请注意，在使用色彩标识前，应了解孩子能看见哪些颜色，分辨出哪些色彩对比，有哪些喜欢的颜色或色彩对比。红、黄、蓝等饱和度较高的颜色都是视力残疾儿童比较喜欢的颜色；而黑白、黄蓝、黄黑等搭配具有较大的色彩反差，利于孩子注意和观察。

你可以在厨房门上粘贴颜色鲜艳、形状较大的胡萝卜图案，在卧室门上粘贴玩具熊图案，在阳台门上粘贴花朵图案。选择的图案最好是孩子喜欢的物品，具有孩子易于辨别的颜色。

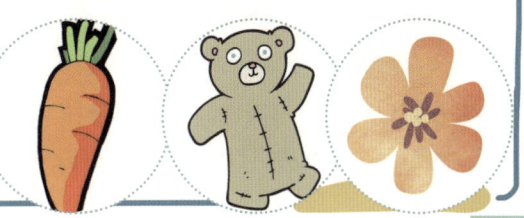

四、家庭环境中如何巧用触觉标识？

家庭中的触觉标识对全盲儿童了解自己所处位置十分关键，也可作为低视力儿童辨识位置的重要辅助，具体可参考以下几种方法。

策略1　铺设不同材质的地面

家长可使用不同质地的材料，铺设不同房间或房间的不同区域。这种做法可以给予视力残疾儿童连贯、持续的触觉信息，有利于提高孩子的安全感。家长可根据各个房间的功能选择地面材料。例如：相对正式的客厅，可铺设硬质木地板；相对私密、休闲的卧室，可铺设柔软的地毯；儿童房或卧室的游戏区则可铺设富有弹性的爬行垫等。家长可鼓励儿童尽早接触各种不同质地的物品，在不同材质的平面上爬行、赤脚走或穿鞋走。等儿童能够直立行走后，家长可以在家里地面上铺设一条较窄的、有凸点或花纹的通道，作为家庭"小盲道"。此外，家长还可以用鹅卵石毯或指压板，在拐弯处铺设特殊的凸起标记，以便引起孩子的注意，避免受伤。可参考盲道的拐角提示铺设。这不仅有助于孩子熟悉家庭环境，也能为今后外出行走打下基础。

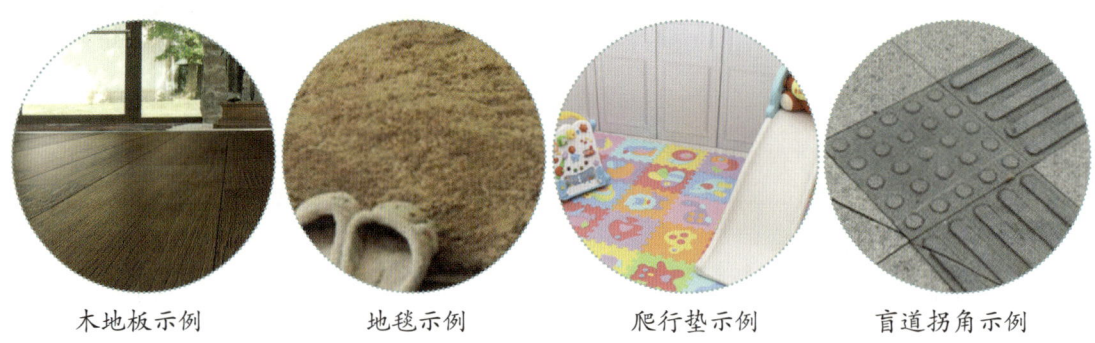

木地板示例　　地毯示例　　爬行垫示例　　盲道拐角示例

策略2　在关键地点设置触觉提示物

家长可以在家中不同房间的门口悬挂不同物品或不同质地的织物，帮助孩子辨别自己所处的位置。例如：在儿童房门口悬挂飞机玩具，在卫生间门口悬挂毛巾等。

策略 3　在台阶处设置扶手

台阶对视力残疾儿童而言，具有通行难度和潜在风险。如果条件允许，家长可以为家中的台阶和家附近的室外台阶加装扶手，扶手能提示孩子台阶的起点和终点。在孩子能够安全地在台阶上行走或爬行之前，家长可以在通往台阶的地方安装栅栏或门，避免孩子摔伤。

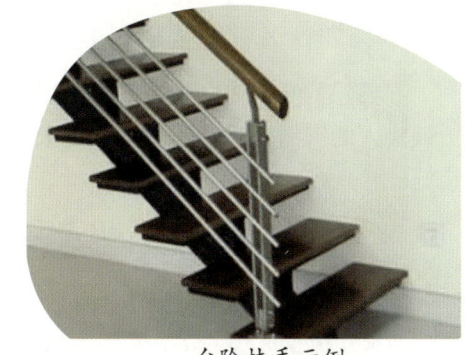

台阶扶手示例

五、家庭环境中还可以设置哪些标识？

除了视觉和触觉提示外，家庭环境中还可以设置听觉和嗅觉标识。例如在门口悬挂风铃，设置有语音提示的钟表，在茶几等固定位置用音响播放音乐，给孩子提供听觉提示。家长还可以在不同房间放置气味不同的香薰，提供嗅觉提示。此外，日常生活中的各种感官刺激都能成为家庭环境中的标识。例如，有人在厨房做饭，厨房中便会有锅碗碰撞的声音、饭菜的香气；冰箱和空调等家用电器也会发出微小的声音；靠近窗户可以听到窗外风吹树叶的声音……这些信息都能够帮助孩子辨别自身所处的位置。在日常生活中，家长应引导孩子利用这类感官刺激，来确认自身位置和所处环境信息。

小妙招

厨房中的明火、刀具和烧热的锅具对孩子来说有危险，你可以在厨房门外设置明显的触觉标记，例如：铺设有明显凹凸的鹅卵石毯，并告诉孩子走到鹅卵石毯边缘就停下，这样孩子就不会距离厨房及其中的危险物品太近。如果你担心自己考虑得不周到，可以蒙上自己的眼睛，下蹲至孩子的身高高度，在家中走一走，排查家庭环境中的安全隐患，同时也能站在孩子的角度发现需要提示或辅助的地方。

六、为什么物品摆放要固定位置？

在熟悉的环境中，视力残疾人通常会借助记忆参照物的顺序和方位来拿取物品。因此，视力残疾人的家居环境侧重功能性，家庭功能分区和物品摆放位置固定是增强环境功能性的两大措施。

策略1　家庭环境按功能分区

家长可将家庭环境按照功能分成会客区、餐饮区和休息区等。同时，孩子的房间内也可划分出游戏区、休息区等，在分区的基础上布置家具物品。如此，孩子进行一日生活的常规流程时，容易明确自身所处的位置和下一项活动将去往的位置，可以让孩子在家庭环境中的独立行走、地点转换和物品拿取更便利。

策略2　固定物品摆放的位置

视力残疾人家庭的家具物品应有规律地摆放，这有助于他们记忆物品的位置，也能起到定位的作用。对视力残疾儿童而言，记忆物品的摆放位置和顺序需要多次强化，也就需要花费比明眼儿童更长的时间。因此，家具物品摆放位置应固定。如有必须挪动的情况，应及时告知孩子。此外，家长也应尽早引导孩子养成个人物品摆放整齐的习惯，为日后独立生活打下基础。在儿童早期，家长可以从摆放玩具开始引导，设置实体的分区，帮助孩子记忆位置。

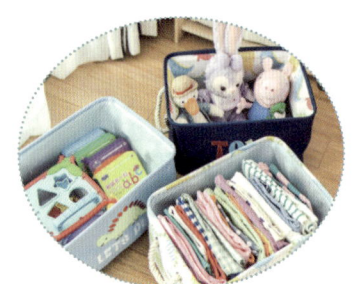

玩具分类示例

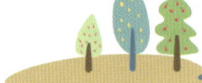

你可以在摆放玩具的地方放置3个篮子，分别装玩偶、积木和模型，提醒孩子根据类别将玩具放进对应的篮子，并在孩子找玩具的时候，帮孩子回忆上次摆放的位置，引导孩子自己寻找。请注意，视力残疾孩子对空间位置的记忆需要反复练习，家长不能因为孩子学得慢而包办代替。

七、如何营造温馨和谐的家庭环境？

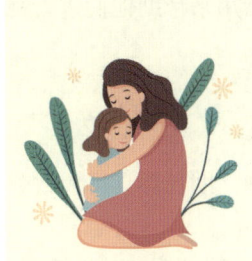

小华2岁时因为一场交通事故失明。父母对此既痛心又愧疚，变得患得患失，什么事情都不忍心让小华做，吃饭、穿衣都是父母包办。小华妈妈常抱着小华含着眼泪说："如果不是当初那场事故，你也能和普通小朋友一样。都怪妈妈没有照顾好你，才让你什么都不能做。"家里总是弥漫着忧伤的氛围。等小华到了上幼儿园的年纪，连基本的生活自理都做不到。到了盲校幼儿园，小华妈妈才发现，与小华同龄的视力残疾儿童都有基本的生活自理能力，小华却只能依赖家长的照顾。小华妈妈陷入了沉思……

构建温馨和谐的家庭环境，让孩子积极、快乐地长大，有利于培养孩子乐观向上的精神。家长可以参考以下策略。

策略1　保持乐观的心态

许多家长因为难以接受孩子视力残疾的事实而有心理压力。有压力是正常现象，但如果家长不愿接受现实，就不利于孩子的发展。家长应当勇于面对现实，保持健康心态，可以通过兴趣爱好、社交活动分散注意力。

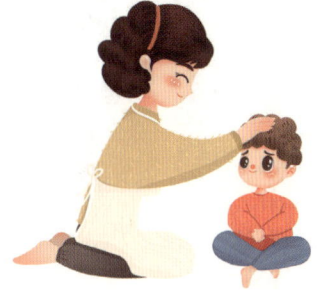

策略2　积极沟通与分享

家庭成员之间应积极沟通与分享，了解彼此的想法，这有助于形成轻松愉快的家庭气氛。在日常生活中，家长可以多与孩子交流，例如：询问孩子的感受，积极回应孩子，让孩子在家庭中感到安全、充实、快乐。

策略3　家长和孩子共同参与家庭活动

家长和孩子可以共同参加有趣的活动，如散步、做饭、野餐、种花等。共同参与活动能够增强家长和孩子之间的互动，增进亲子感情，还能够促进孩子的动作和认知能力的发展。

第二节 接触和使用辅具

辅具,也称为辅助器具或辅助技术装置。对于视力残疾儿童而言,是指用来帮助他们进行视觉功能代偿或补偿,以促进其独立生活并充分发挥潜力的器具。

一、视力残疾儿童常用的辅具有哪些?

视力残疾儿童常用的辅具包括助视器具以及生活和休闲娱乐辅具。其中,助视器具可大致分为光学助视器、非光学助视器和电子助视器。

光学助视器种类繁多,常用的如手持式放大镜、眼镜式放大镜、立式放大镜、照明式放大镜等。这四种光学助视器性价比高、操作简单易学,可较好地满足视力残疾儿童的需求。

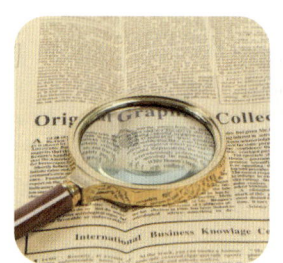 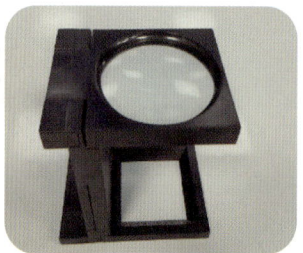 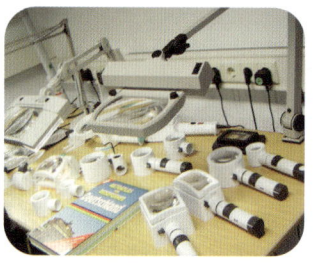 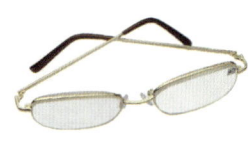

手持式放大镜　　　　立式放大镜　　　　照明式放大镜　　　　眼镜式放大镜

非光学助视器通过改善周围环境的状况(例如照明、控制反光、控制光线传送、加强对比度)来增强视功能。这种助视器可与光学助视器一起使用,也可单独使用。视力残疾儿童常用的非光学助视器有特殊照明装置、阅读架、大字读物、阅读裂口器、遮光帽等。

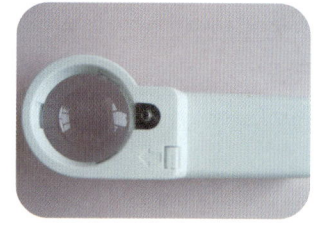

阅读裂口器

电子助视器基于投射放大的原理，可实现高倍放大的效果。按大小可分为便携式和台式。这类助视器性能稳定、功能先进，能够较好地弥补低视力儿童的视功能缺陷，但是价格较为昂贵。

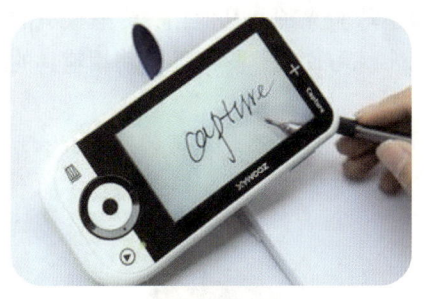

便携式电子助视器

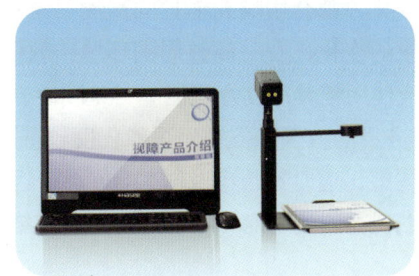

台式电子助视器

此外，由于视觉损失，视力残疾儿童在日常生活中会遇到很多困难，生活辅具可帮助他们克服这些困难，休闲娱乐辅具则能起到丰富生活、提升能力、促进其适应环境的作用。视力残疾儿童常用的生活辅具包括盲用手表（有语音、大字体、点字等功能）、语音计算器、盲用MP3播放器、智能阅读器等，休闲娱乐辅具包括盲人足球、盲人乒乓球、盲人扑克、盲人象棋等。

科普栏 Tips 电子助视器使用的注意事项：

（1）优先考虑光学助视器，其次考虑电子助视器。放大镜使用方便，价格实惠，且对眼睛的伤害比电子助视器小。

（2）视野狭小的视力残疾人，尤其是严重的中心视野缺失者（如管状视野），为满足放大需求，使用电子助视器时必须采用中到大型显示器。阅读距离应在20—50厘米。

（3）光学助视器一般难以满足0.1以下的视力残疾人的需要，他们需要6—8倍的放大倍数。高度视障者（视力在0.02—0.05）往往完全依靠助视器。

（4）使用反色图像可灵活调整亮度和反差。同时，反色图像还可以降低眩光发生率。观看图像时，通过降低反差可使灰度更加明显，通过调整亮度可使图像更加清晰。

二、如何选配辅具并帮助孩子养成使用辅具的习惯？

家长应及时求助验光师的专业支持，以确定哪些辅具适合自己的孩子。儿童的不同需求和使用环境的变化，都会影响到辅具的适配。家长应积极听取验光师和其他相关专业人员的建议，关注儿童需求的变化，及时调整周围环境，敦促孩子时常练习使用，提高儿童使用辅具的意愿，帮助孩子养成使用辅具的良好习惯。

在5—6岁的入学准备期，视障程度较重的儿童为适应特殊教育学校或普通教育学校的环境，需要不断调整，这时家长应及时关注、了解重度视力残疾儿童进入小学阶段需具备的个人技能，包括电子助视器的使用能力、运用计算机网络的能力等。

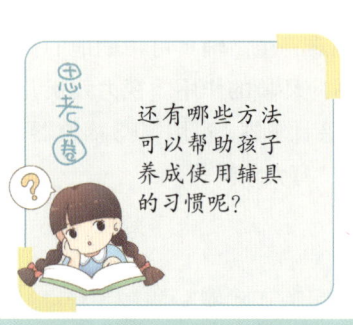

还有哪些方法可以帮助孩子养成使用辅具的习惯呢？

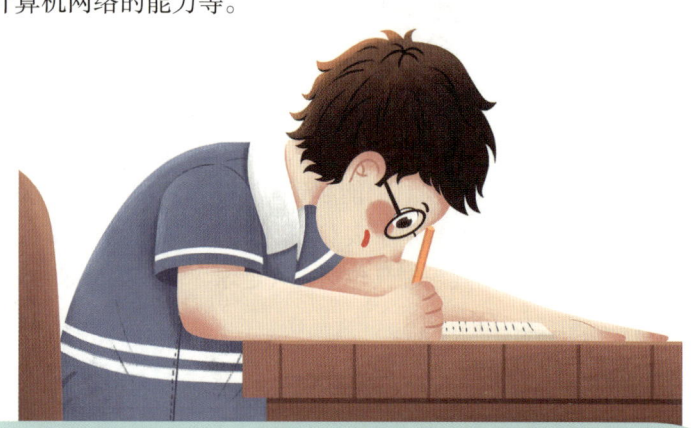

6岁的男孩田田是先天性白内障患者，优眼最佳矫正视力0.15，刚进入小学一年级。不使用助视器时，其阅读距离为5cm，阅读极为困难，且长期低头弯腰阅读写字，还会对脊柱的生长发育产生不良影响。残疾人辅助器具资源中心评估后认为，学龄期的田田最需要能帮助其学习的辅助器具。因此，为其配备了一台电子助视器，不仅提高了田田的阅读书写速度，而且能够让他保持舒适的坐姿，保证正常的身体发育。由此可见，辅具能最大限度地弥补功能缺损，为视力残疾儿童的学习生活提供极大便利。

三、如何获得辅具？

各地为视力残疾人提供免费辅具或给予适当补贴，视力残疾儿童的家长可到当地残联咨询了解政策，提交申请材料。符合条件的可获得辅具产品或购买补贴。此外，还可以通过参与公益性的辅具适配项目和社会租赁的方式获得辅具。

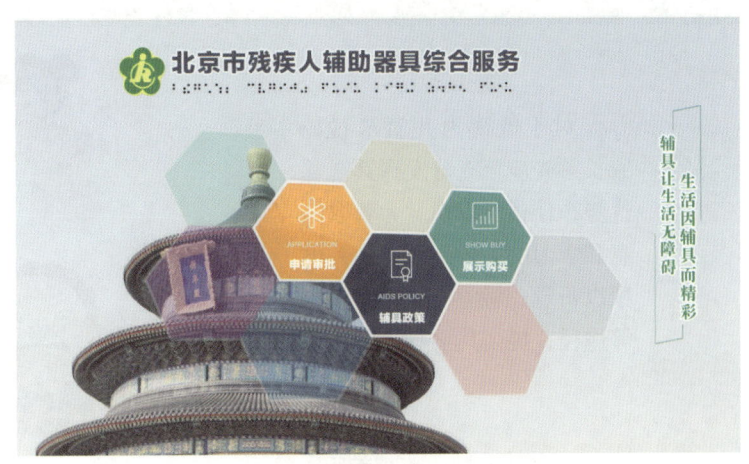

残联相关网页示例

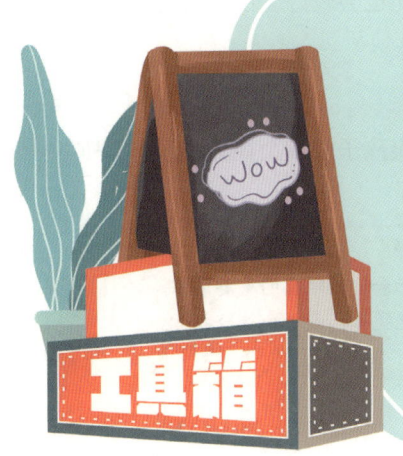

随着数字化建设的发展，全国各省市逐步建立了辅具网上申请平台。以北京市为例，北京市残联按照国家无障碍网站标准，建立了"北京市残疾人辅助器具综合服务平台"，残疾人或家属使用电脑或手机登录，即可享受辅具申请、审批、购买、配送、结算的全程服务。

第三节 提高感知觉效能

对于低视力儿童来说，家长首先应该充分发挥其视觉优势，让孩子以视觉为获取信息和学习的主要感官途径，再配以听觉、触觉、味觉、嗅觉等途径，提高其学习效果。

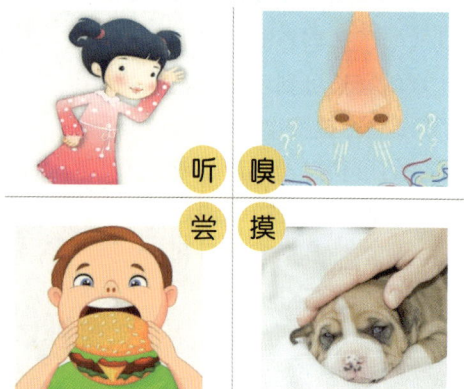

视力越差就意味着视功能越差吗？

很多家长误以为视力等同于视功能，其实不然。

视力残疾儿童的视力情况、色觉、个人的认知能力及心理发展状况、照明、材料对比度、助视设备等因素都会影响到视觉功能，但视力是基本条件。因此，尽管有些视力残疾儿童的视力较好，但个人认知能力、认知动机和经验等方面较弱，也会导致视功能较差。同理，尽管有些视力残疾儿童的视力较差，但个人认知、动机和经验等方面较好，其视功能也会较好。由此可见，视功能的好坏与视力的好坏不成正比。

一、提高视觉效能

大量研究证明，只要科学合理地用眼，不仅不会损伤视力残疾孩子的剩余视力，还可以促进其眼部发育，提高其视功能。

Tips 科普栏

视力是个体通过视觉来辨认物体的基础，是视功能的一个指标和诊治眼病的重要依据。视功能是应用视觉观察事物的实际能力，包括形觉、色觉、光觉等，是一个综合指标。

儿童在视觉发育的过程中，只有通过逐渐积累环境中的各种线索，储备各种经验，才能提高视觉技能，使视功能不断提高。那么，家长如何在家中给孩子进行视功能训练呢？

策略1　注视训练

注视就是集中注意力看清一个目标，这是视觉技巧中最基本的内容。0—6岁的视力残疾儿童由于年龄小，往往缺乏视觉经验。家长可以利用孩子喜欢的玩具，如不同形状、不同颜色的积木，训练孩子注视积木，辨别其颜色和形状，这样有助于孩子建立视觉印象。

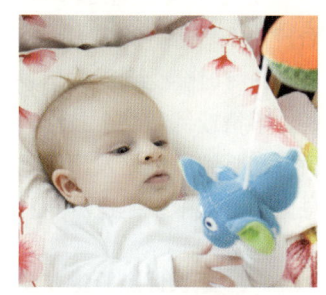

策略2　视觉追踪训练

视觉追踪是控制眼球运动的一种视觉训练，即能通过眼睛或头部的运动，追踪一个活动的目标，或移动视线来追随物体。家长可以拿着孩子喜欢的食物，先静置在桌子的左边，当孩子注视食物后，家长再缓慢移动食物，并确保孩子的视线始终追踪着食物。当然，根据孩子的年龄和视功能水平，让孩子追踪的物体可先从大件开始，逐渐更换为小件。

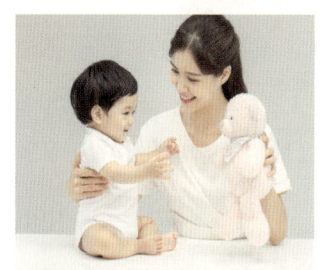

策略3　视觉辨认训练

视觉辨认是集视觉认识与视觉技巧中注视、追踪为一体的训练。家长可以准备两个相似但不同的物品，让孩子观察这两个物品并找出不同，从而提高其视觉辨认能力，为培养孩子找寻物品的能力奠定基础。

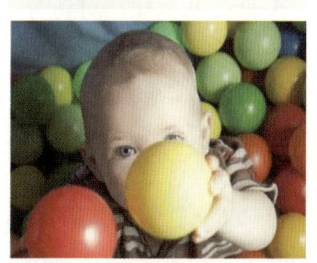

策略4　视觉搜寻训练

视觉搜寻训练也是控制眼球运动的一种训练。家长可以让孩子在一定的范围内，比如一个小筐中，找出指定的食物或玩具等，从而锻炼孩子的视觉搜寻能力。

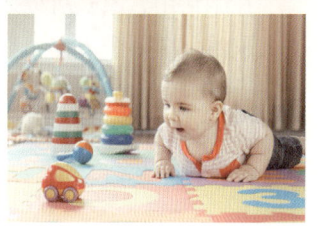

二、提高听觉效能

视力残疾儿童更倾向于利用听觉获取周边的各种信息，然而，并不是所有的视力残疾儿童都能够自然地通过听觉获取有效信息，有时会受到无关信息的干扰。例如：当家长和孩子沟通某一件事情或练习某个技能时，孩子表现得好像没有听到家长说的话，却听到了远处发出的鸟鸣声。有些家长认为这只是孩子的注意力不够集中，但这可能意味着孩子不会正确地筛选听觉信息。

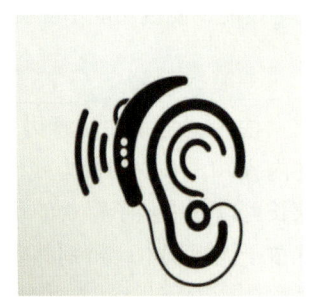

家长促进听觉效能的方法有哪些呢？

策略 1　创设安静的环境

家长在与孩子进行某些技能的训练时，最好选择相对安静的空间和环境，让孩子能够最大限度地听清家长发出的声音和指令，避免在嘈杂环境中受到无关声音信息的影响。

策略 2　使用夸张的语调和孩子沟通

低龄儿童往往对新奇夸张的声音更感兴趣，这类声音更能吸引孩子的注意力。家长在与孩子沟通时，可以通过变换语调、语气等方式，以此来引导孩子获取有效的声音信息，激发孩子的听觉效能。

策略 3　识别和定位声音

在生活中，家长可以多和孩子讲一讲，发出声音的是什么东西，在哪个方向，离孩子大概多远，等等。还可以让孩子指一指声音来源在哪儿，或者朝着声音来源走过去，以此锻炼孩子识别和定位声音的能力，从而帮助孩子通过声音，更全面地了解和认识世界、更好地独立活动和生活。

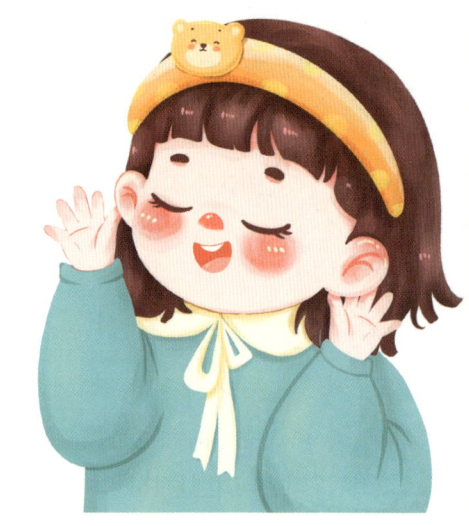

三、提高触觉效能

视力残疾儿童需要通过触觉感知物体的大小、形状、组成、重量、温度等。每次接触一个新的物品，都需要全面触摸才能感知，形成对物品的初步印象。否则，所获取的信息就有可能是错误或不完整的，直接影响到其认知水平的发展。

家长促进触觉效能的方法有哪些？

策略1　提供触摸不同质感、温度、形状的物品的机会

家长要在生活中尽可能多地给孩子创造机会触摸不同质感、温度、形状的物品，让孩子增加对各种物品的认知经验，这是充分发挥触觉效能的基础。

策略2　触觉辨认的训练

当孩子对生活中的很多物品有了认知经验之后，家长可以尝试让孩子触摸并辨认已认识的物品，并根据经验说出其特征，这是提高触觉辨认能力的基础。

策略3　触觉搜寻训练

触觉搜寻训练的目的是通过触摸找到某一目标。家长可以让孩子在某个特定的环境中，通过触摸辨认并找出规定的物品，从而锻炼孩子的触觉搜寻能力。

多感官信息的统合

总之，家长在带领孩子认识一个新物品时，要一边讲述，一边引导孩子触摸物品，甚至闻一闻和尝一尝物品的味道，以此来整体感知其特点。很多家长可能会阻止孩子舔不能食用的物品，其实大可不必，只要物品干净卫生，就可以让孩子利用多种感官去认识。只有这样才能最大程度地发挥孩子多种感官的综合效能，从而促使孩子主动运用多感官，并通过多感官完整地认识物品。

第四节 促进概念的形成

0—6岁是儿童概念形成的重要阶段,这些概念的形成直接影响其认知发展、生活质量以及终身发展。

一、怎样帮助孩子形成物体的概念?

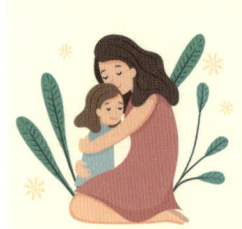

妈妈送给小童一个小汽车玩具,虽然每次小童都能和妈妈一起玩,但是当妈妈让他自己玩的时候,小童就不知道应该怎么玩了,每次都会问妈妈:"我拿着小汽车的哪里推出去啊?"可见,小童并没有认识这个小汽车玩具,也就是还没有形成关于小汽车的概念。

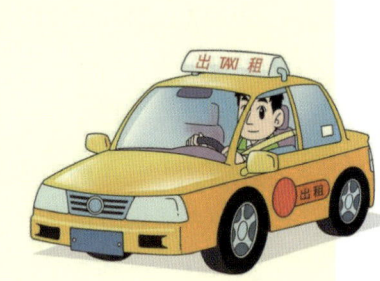

那么如何让孩子形成关于小汽车的概念呢?可以采取以下几种方法。

策略1　家长整体介绍小汽车的外观和玩法

第一次出示小汽车玩具的时候,家长要向孩子介绍小汽车的功能、颜色、大小、几个门、几个轮子等基础信息,让孩子对小汽车形成初步概念。然后告知孩子小汽车的玩法是放在地上并向前推,让孩子产生初步印象。后续还可以通过提问的方式,确定孩子是否已经掌握了这些基本信息,对小汽车建立起完整的概念。

> **策略2**　**家长深入介绍小汽车，同时带领孩子触摸感受**

孩子对小汽车有了初步的印象之后，家长可以再深入介绍，比如驾驶座上有一个司机手握着方向盘，车顶上有一个牌子，上面写着"出租"，等等。在描述这些细节的同时，带领孩子用手触摸小汽车玩具的对应位置，让孩子将听到的信息和触摸到的信息有效建立联系，形成概念。

> **策略3**　**按照一定的方向介绍小汽车，帮助孩子更好地整合概念**

家长在介绍小汽车时，要按照一定的方向，可以按照车头、车身、车尾的方向，让孩子沿着同一个方向触摸，避免孩子因为方向的混乱而产生对小汽车结构本身的错误认识。

> **策略4**　**与真实生活情景建立联系**

当孩子对小汽车的外观形成初步概念之后，家长再带领孩子触摸、认识真实的汽车，让孩子将小汽车玩具和真实的汽车建立联系，将所学的知识泛化到实际生活中。

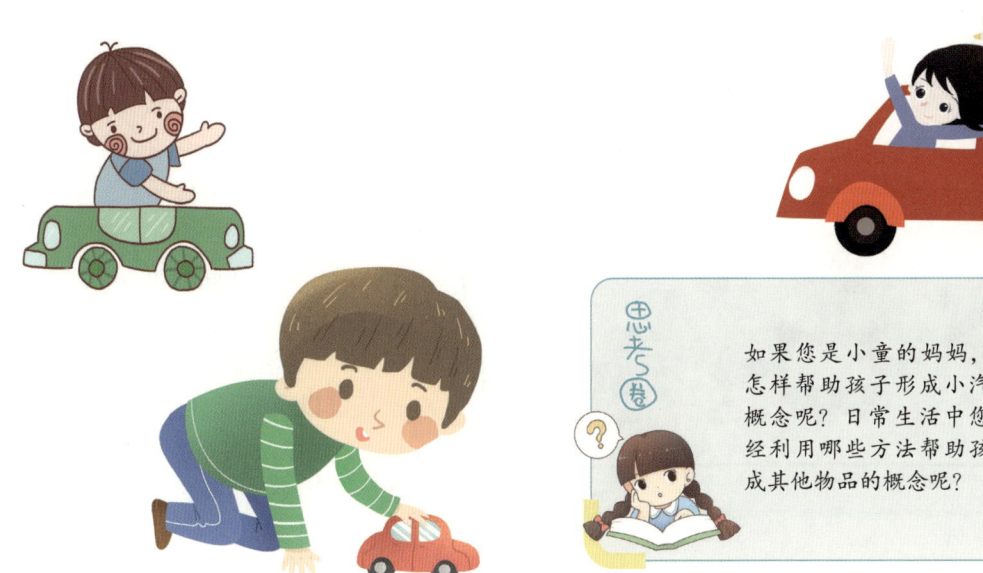

思考与卷

如果您是小童的妈妈，您会怎样帮助孩子形成小汽车的概念呢？日常生活中您还曾经利用哪些方法帮助孩子形成其他物品的概念呢？

二、怎样帮助孩子形成环境的概念？

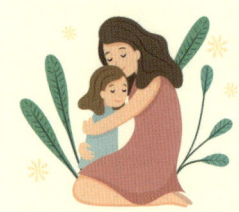

视力残疾孩子丽丽，平时无论在家还是到其他场所，总是喜欢依偎着妈妈，如果身边没有妈妈或者其他家人，丽丽就原地不动。当妈妈让丽丽从卧室走到卫生间时，丽丽总是问"怎么去"，妈妈告诉过路线，丽丽还是找不到。

其实，孩子不论是原地不动，还是找不到目的地，都是因为对所处的环境未形成相关的概念。家长可以闭上眼睛，尝试从家中一个场所走到另一个场所。在失去视觉的情况下，有经验的成年人都不能确定自己走到了哪里，接下来应该往哪里走，何况是视力残疾的孩子！

那么，怎样才能帮助孩子形成对环境的概念呢？可以尝试以下几种方法。

策略1　介绍环境的基本信息

无论是孩子熟悉的家庭环境还是不熟悉的户外环境，家长都可以先向孩子介绍基本信息。比如，对于熟悉的家庭环境，家长可以介绍房间的结构，有几个卧室，几个卫生间，每个房间的功能等，同时带领孩子沿着同一个方向走到对应的房间。对于不熟悉的环境，比如商场，家长可以向孩子介绍商场一共有几层，每层的功能等。通过整体介绍，让孩子形成初步概念。

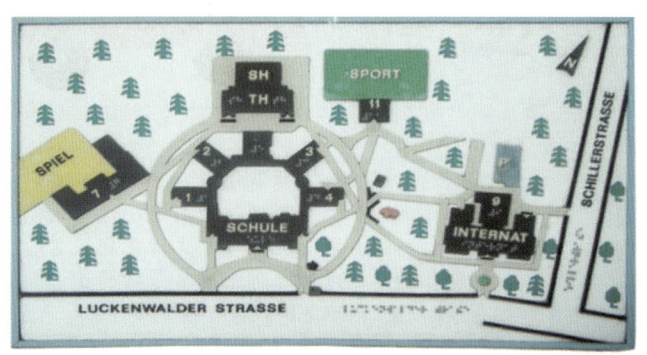

策略 2 制作环境标识

对于孩子很熟悉的家庭环境，家长可以向孩子介绍每个房间摆放的物品及其功能，家长还可以制作标识。比如在孩子的卧室门上、椅子上、洗漱区域粘贴各不相同的积木，让孩子可以通过触摸积木来区分每个不同的房间。

策略 3 以游戏的方式巩固环境的概念

当家长带领孩子认识环境之后，可以和孩子开展"宝地寻寻寻"的游戏，由家长指出某个环境或某个物品的位置，让孩子去寻找。当然，也可以让孩子提出要求，家长去寻找，然后让孩子判断家长是否找对了。以此巩固孩子对环境的概念，增强趣味性。

策略 4 随时告知环境变化

对于视力残疾儿童来讲，家庭环境要相对固定。一定要变动时，家长要及时带领孩子重新认识环境，帮助孩子及时了解变化，更新概念。对于家庭以外的环境，比如商场，家长走到哪里都要及时给孩子讲解周围的情况。

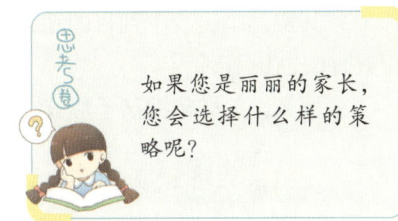

如果您是丽丽的家长，您会选择什么样的策略呢？

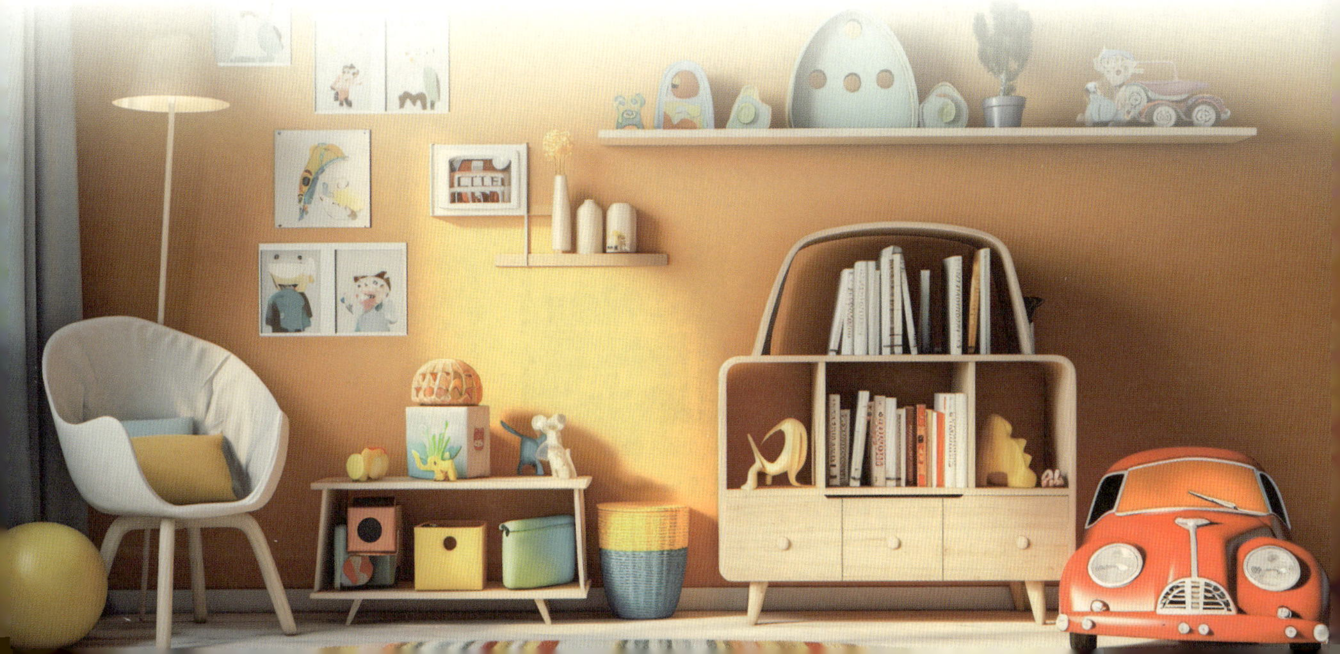

三、怎样帮助孩子形成空间概念？

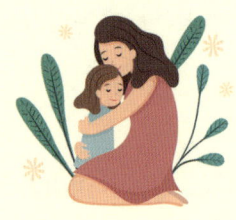
小美在家中已经非常熟悉每个房间的作用了，知道睡觉要去卧室、洗漱要去卫生间、玩玩具要去客厅，但是每次都不能独立找到想去的房间。虽然有时妈妈会给一些提示，比如：向前走、向左转等，孩子偶尔能够按妈妈的提示找到想去的房间，但下一次又不能独立找到。这让妈妈很头疼。

其实，小美找不到目的地是因为对所处的空间并未形成概念，导致即使离目的地很近，大多数时候也找不到。

那么，怎样帮助孩子形成空间概念呢？

策略1　确定一个孩子非常熟悉的位置作为参照物

家长可以选择一个孩子非常熟悉的位置，比如卧室，再告知孩子：背对卧室门站立，然后向右转，使身体右侧贴住卧室的门，此时正前方就是客厅。再比如，还是以卧室为参照物，让孩子背对卧室门站立，此时正前方就是卫生间的门，等等。家长需要根据家庭布局来选择适合的参照物和讲解方法。

策略2　将所处空间按位置等比例缩小，制成可触摸地图

可以将想让孩子了解的空间等比例地按照相对位置，制成可触摸地图，让孩子在平面上了解每个地点的位置及相互关系。

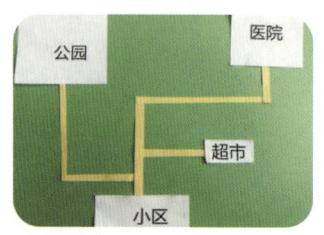
可触摸地图示例

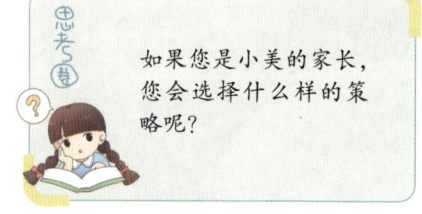
如果您是小美的家长，您会选择什么样的策略呢？

四、怎样帮助孩子形成时间概念？

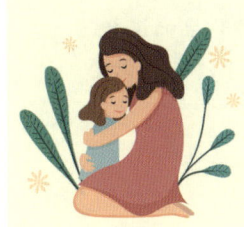
爸爸妈妈答应圆圆，6月1日儿童节这一天8点会带他到动物园玩，圆圆很开心，于是就每天问妈妈："今天到6月1日了吗？"妈妈每次都会很耐心地告诉他当天的日期，也会让他自己记住今天的日期，顺着往后数就知道哪天了。但是圆圆总是记不住，也不会顺着往后数日期。终于到了儿童节这一天，妈妈说："我们8点出发。"可是圆圆还是会问妈妈："到8点了吗？"圆圆频繁地询问时间，这让妈妈很是苦恼。那么，如何能让圆圆自己了解时间，不再一直询问妈妈呢？

其实，圆圆每次询问妈妈，一方面是因为期待到动物园玩，另一方面则是因为他没有形成时间概念，不知道什么时候到6月1日这一天，也不知道什么时候到8点。那么，怎样帮助圆圆学习并形成时间概念呢？家长可以采用以下几种方法。

策略1　选择朗朗上口的儿歌

时间概念对学龄前儿童来说是非常抽象的，家长可以根据想让孩子学习的时间概念，选择适合的儿歌，同时配合钟面的认识和操作，帮助孩子记忆和理解。

策略2　制作实物日历表

家长可以将年、月、日分别做成小卡片，再准备一张大小适合的硬纸板，分别在卡片的背面和硬纸板的正面粘上魔术贴。家长根据每月的天数准备相对应的日期卡片，每天早晨让孩子粘贴日期，直到将日期卡片全部粘贴完毕，再更换新的卡片以及硬纸板。通过可操作的日历表，将抽象的时间概念具体化，帮助孩子建立时间概念。

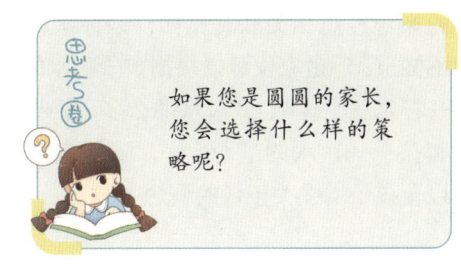
如果您是圆圆的家长，您会选择什么样的策略呢？

五、怎样帮助孩子形成形状、体积、量等物体属性的概念？

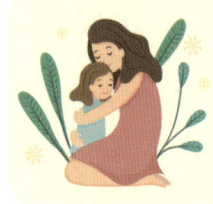

月月对很多物品感兴趣，因此，妈妈总是会给月月讲述物品的形状、体积等，但是月月每次都会继续追问，妈妈不知道如何才能让月月掌握这些概念。

对于需要利用视觉获取信息形成的概念，在缺失视觉的情况下，怎样让孩子尽可能地了解呢？可以尝试以下几种方法。

策略 1　将平面物品转变为立体的，再让孩子感知

平面物品的某些特征，只通过家长的口头讲述，孩子很难建立认知。为此，家长可以尝试将平面物品转变为立体的，比如，讲解圆柱体时，用保温杯让孩子触摸感知，形成相关概念。

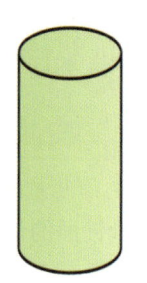
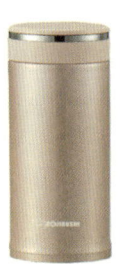

策略 2　与孩子的亲身经历相关联

家长可以将量的概念、体积的概念等与孩子的亲身经历相关联。比如，一杯水有多少，孩子不知道，但是家长可以根据孩子喝水的情况告知，一杯水就是你喝20口水那么多（根据杯子的容量和孩子一口水的量而定）。通过亲身经历，就可以让孩子增强关于量的概念了。

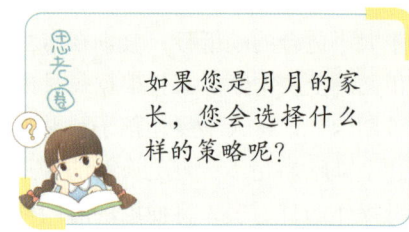

如果您是月月的家长，您会选择什么样的策略呢？

第五节 培养自我服务能力

一、什么是自我服务能力？

对0—6岁视力残疾儿童来说，最基本的自我服务内容包括盥洗、饮食、起居、如厕等。具体而言，盥洗，包括洗手、洗脸、漱口、洗澡等最基本的洗刷活动；饮食，包括吃饭、喝水、吃点心水果等；起居，包括穿脱衣服、穿脱袜子、穿脱鞋子、系扣子、系鞋带等；如厕，包括脱裤子、擦屁股等；其他，如擤鼻涕、整理小书包等。

家长首先要转变教育观念，避免对孩子过度保护、凡事包办代替。其次，家长应由易到难，耐心地手把手教孩子，陪孩子反复练习。最后，家长要在日常生活中培养儿童的自我服务能力，以便他们更好地体会、理解技能的实际用途，加深印象并获得成就感，达到事半功倍的效果。下文列举了促进视力残疾儿童提高自我服务能力的几种基本方法，但并不唯一，家长可根据实际情况进行调整。

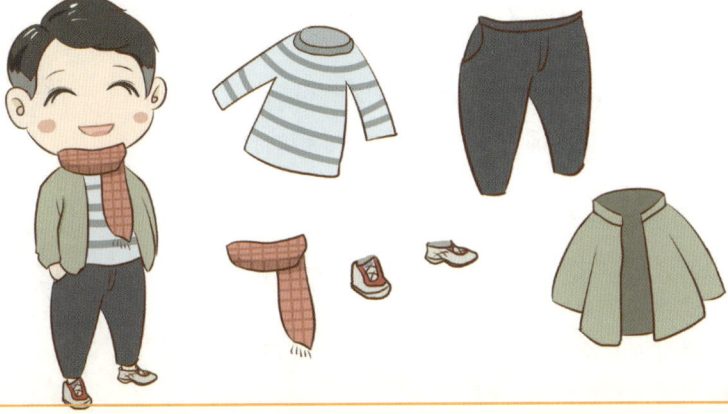

> **Tips 科普栏**
>
> 自我服务能力就是个体在一定的年龄阶段内照顾、管理自己的能力，包括完成穿衣服、进餐、盥洗等生活活动的能力，也称为生活自理能力。自我服务能力是在日常生活中形成和发展起来的。不同的人群所应具备的自我服务能力也是不一样的。

二、怎么教孩子刷牙？

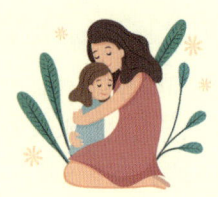
敏敏是一名视力残疾儿童，由于视力损伤，刷牙时经常拿错他人的牙具，挤牙膏时也常常控制不好牙膏的用量，经常将牙膏、漱口水弄得到处都是。于是，敏敏刷牙经常潦草应付，长此以往，导致口腔健康出现了问题。怎样才能让敏敏认真刷牙呢？

一般而言，视力残疾儿童刷牙不认真或者口腔清洁不到位，一方面可能是因为家长没有为儿童提供适合他们的用具，另一方面可能是因为儿童自身没有掌握刷牙的正确方法。因此，家长首先需要了解儿童刷牙不认真的原因并进行记录。

了解原因后，家长需要采取一些有针对性的策略，帮助儿童掌握正确的刷牙方法。

策略 1　认识口腔、牙刷和牙膏

家长可以让视力残疾儿童在保持手部卫生的前提下触摸口腔模型，感受自己的口腔内部，并了解牙刷和牙膏的材质等。

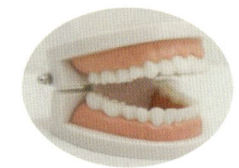

策略 2　练习吐出漱口水

最初练习时，可以让儿童触摸家长的脸，来体会如何将水含在口中，鼓动腮帮子来漱口，最后把水吐出去。需要注意的是，最初儿童很可能会把漱口水吞下去，需要家长帮儿童准备温度适当的饮用水代替漱口水练习。

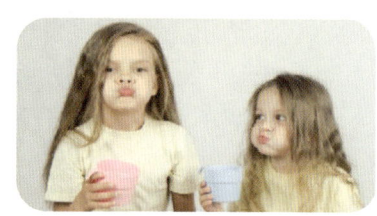
吐水练习

策略 3　手下手无牙膏练习

在儿童学会吐出漱口水后，家长可使用没挤牙膏的软毛小牙刷，站在儿童身后，将手放在儿童的手下面，带着儿童握住牙刷，一起练习刷牙。

策略4　挤牙膏练习，用音乐辅助，延长刷牙时间

儿童学会上述这两个技能后，家长再在牙刷上挤上牙膏来教儿童刷牙。将牙膏挤到牙刷上对视力残疾儿童来说很困难，家长需要先教儿童如何将牙膏从牙膏管中挤出。可先为儿童示范。第一步，打开牙膏盖；第二步，拿牙刷，将一只手的大拇指放在牙刷头末端；第三步，挤牙膏，将牙膏管口顶在大拇指处，开始挤。

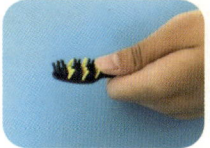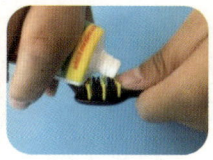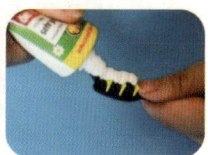

挤牙膏步骤示例

最初，儿童的手部精细动作与手部力量发展不完全，需要用双手挤牙膏，所以需要家长帮儿童拿着牙刷来完成。随着操作逐渐熟练，儿童才可以一手拿着牙刷，另一手拿着牙膏，并挤出合适长度的牙膏。

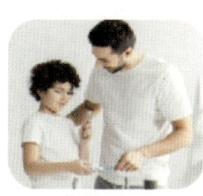

家长辅助

在儿童掌握如何刷牙后，家长可使用手机等设备播放儿童喜欢的音乐，播放时长可设置为3分钟左右，鼓励儿童延长刷牙时间。

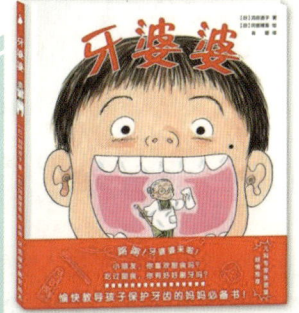

重要提示

家长应为儿童选择儿童专用牙膏，避免儿童刷牙不熟练的时候把牙膏吃下去。在学习过程中，家长需要给予儿童积极的鼓励，激发儿童学习的动力。更重要的是，使儿童理解刷牙的意义在于保护牙齿，树立正确的健康观念。

有趣的绘本是引导视力残疾儿童形成良好刷牙习惯的好帮手。
锵锵！牙婆婆来啦！
看看牙婆婆是如何打扫我们的口腔的！

三. 如何培养孩子独立进食？

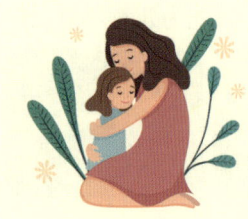

可可是一名视力残疾儿童，因为视力缺失，吃饭时常常打翻饭碗，无法使用餐具，经常将食物弄得到处都是。父母也因此感到不好意思。可可经常在妈妈的陪伴下单独进餐。长此以往，可可在吃饭时就会有心理负担。怎样才能让可可独立且快乐地用餐呢？

首先，家长需要在生活的细节中了解阻碍孩子独立进食的原因，并进行记录。

策略1　注意色彩反差与搭配

在餐具颜色的选择方面，家长帮视力残疾儿童准备合适的餐具。餐具的底色应是纯色的，最好能根据食物选择不同颜色的餐具，让餐具和食物形成颜色上的反差。比如吃青菜时，选择白色而不是绿色的餐具；吃米饭时，选择红色、绿色等彩色的餐具。

策略2　练习使用儿童餐具

以下为学习使用勺子的具体步骤示例。

第一步，认识、熟悉勺子。选择握柄比较粗、长度比较短且颜色鲜亮的勺子，让儿童摸一摸勺子，并告诉儿童勺子的用途。

第二步，学习用勺子舀食物。当儿童熟悉勺子后，家长准备一些能黏在勺子上的糊状食物，手把手教儿童拿勺子做出舀的动作，训练儿童手腕的灵活度，逐渐过渡到儿童自己用勺子从碗里舀食物。

第三步，使用勺子吃饭。让儿童练习把舀到的食物送进嘴巴，把食物留在嘴巴里，再取出勺子，家长可以辅助儿童的唇、舌做出主动进食的动作。例如：让儿童舀一勺米饭，家长辅助儿童把米饭送到嘴里；熟练后，再指导儿童自己把米饭喂到自己口中，家长逐步降低辅助的频率。

策略3　及时准备水杯代替奶瓶

当儿童稍大一些的时候,请帮儿童准备一个小杯子,让其练习使用杯子而不是用奶瓶喝水或其他饮品。

策略4　创造良好的用餐氛围,用餐有规律

应注意用餐氛围,让儿童与家人一起吃饭。同时,吃饭时间(包括每餐开始的时间和持续的时间)应该是有规律的,吃饭地点(饭桌的位置、座椅)和餐具摆放的位置也应该是相对固定的。

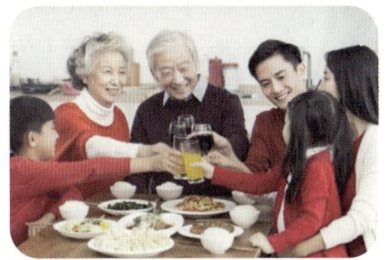

策略5　力量辅助

针对0—3岁的视力残疾儿童无法拿动奶瓶的问题,家长需要帮助儿童将双手放在奶瓶上并提供一定的力量支撑,当儿童逐渐长大时,家长可以适当减少支持,直至儿童可以独自完成。

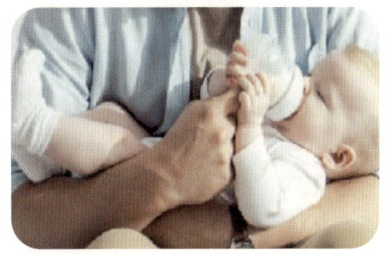

小妙招

在餐具种类的选择上,若儿童不能很好地扶住餐碗,家长可以选择底部带有吸盘的小碗,帮助进行固定。或者选择不怕摔的食品级塑料小碗,逐渐过渡到一手拿勺子或筷子,一手扶碗。当儿童不能很好地握住勺子、叉子或筷子时,家长可以选择如上图的儿童辅助器具。

四、如何培养孩子如厕的能力？

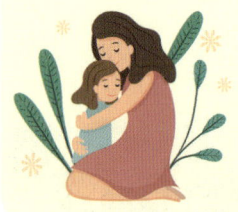

浩浩由于视力损失，大小便时经常会将身上弄湿、弄脏。因此，如厕训练对于浩浩而言非常重要，能让他知道自己何时想上厕所，如何表达上厕所的意愿，并在上厕所时不要弄脏自己的衣服和地板。那么，如何帮助浩浩培养如厕的能力呢？

策略1　了解与准备

教儿童如厕前，家长要让儿童对如厕过程所涉及的言语指示、动作名称、身体结构及排泄的方式等有所认知，包括"卧室""客厅""憋着""厕所""冲水""提裤子""清洁""大便""小便""擦屁屁"等。

接着，家长需要帮助视力残疾儿童了解家庭中的各个区域，熟悉卫生间，了解坐便器、纸篓等的固定位置。让孩子触摸坐便器，同时家长用语言讲解坐便器的功能，可以尝试把孩子放在坐便器上，让他感受坐着排便的感觉。还可以让孩子自己按压抽水马桶的水箱按钮，听冲水的声音，告诉孩子冲水的作用。

此外，家长还要帮助孩子准备方便穿脱的衣物，如带松紧带的裤子等，也可以帮孩子在卫生间中准备小马桶，让其独立大小便。

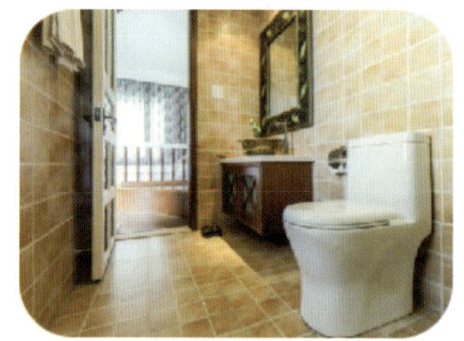

卫生间物品位置示例

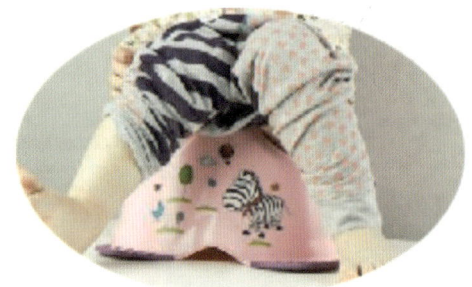

方便穿脱的裤子示例

策略 2　保持科学的如厕姿势

以蹲便器为例：

- **第一步：站位**　一只手攥住扶手或其他可以辅助判断位置的设施，用脚感知蹲便器的位置并背对蹲便器，然后双腿分开向后退，直到双脚踩在蹲便器两边的防滑踏板上。
- **第二步：如厕**　站好后，将裤子脱至膝盖处，一只手从前面握住裤腰，防止弄湿裤子。
- **第三步：擦拭**　将折好的卫生纸放在手心，大拇指在上，四指在下，捏住卫生纸再擦拭。
- **第四步：冲水**　根据家中蹲便器的功能，告知孩子如何冲水。部分冲水开关需要孩子具备一定的手部力量。

以马桶为例：

- **第一步：站位**　找到马桶后，背对马桶，双脚分开站立。
- **第二步：如厕**　将裤子脱至膝盖处，坐在马桶上如厕。
- **第三步：擦拭**　将折好的卫生纸放在手心，大拇指在上，四指在下，捏住卫生纸再擦拭。
- **第四步：冲水**　根据家中马桶的功能，告知孩子如何冲水。

> **重要提示**
>
> 值得注意的是，坐便器要根据家庭环境进行选择，坐便器的色调宜单一，与所在环境的颜色有较明显的反差为好。如使用的是蹲便器，可设置防滑踏板，在蹲便器近处设置辨识参照物，并教导视力残疾儿童如何发现参照物，然后依据参照物准确找到蹲便器。

策略 3　培养良好的如厕习惯

家长要帮儿童养成固定时间排便的习惯，比如每天早饭后。每次排便时间不宜过长，尽量控制在 5 分钟以内，不要在排便的时候玩耍，以免注意力分散。若儿童年龄较小，家长可陪伴在其身边，创造安全的如厕环境。

策略 4　便后卫生很重要

儿童如厕后，家长要教他如何清理，如何冲厕所、丢厕纸以及便后洗手，养成良好的卫生习惯。

 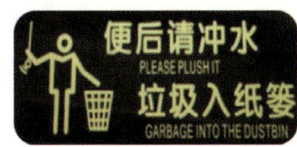

五、如何培养孩子的个人清洁能力？

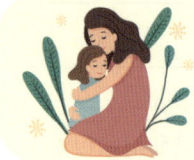

乐乐受视力障碍影响，平时洗手、洗脸总是洗不干净，并且经常混淆自己的洗漱用品。不仅如此，洗澡对于乐乐而言更是一项"大工程"。如何让乐乐独立完成个人清洁，是一个亟待解决的问题。

策略1　家长示范，个人清洁从小做起

家长在帮儿童清洁身体的时候，可以用语言告诉儿童自己在做什么，让儿童清楚自己身体各部位的名称。等儿童稍大一些，家长需要教儿童如何保持清洁及保持身体清洁的重要性。比如，家长洗手并擦干双手的时候，告诉儿童自己正在干什么。

策略2　做好用品标识，明确洗手步骤

在教授儿童个人清洁时，可以先从洗手开始练习。

首先，家长需要先与儿童一起了解手的构造、何时应该洗手等。

其次，家长需要让儿童了解洗手的地点，如厨房、洗手间等。

再次，家长需要让儿童了解水龙头的位置，通过用手触摸，学会辨认各种类型的水龙头，并学会开关水龙头。

接下来家长为儿童准备不伤手的婴儿香皂或儿童洗手液，并教儿童了解使用方法：如何在手上涂抹香皂或洗手液，双手搓出泡沫，再用水清洗干净。

最后，家长手把手教导儿童练习洗手的同时，可以采用顺口溜或儿歌等，加强儿童对此项练习的兴趣。

策略3　家长辅助，明确洗脸部位

在儿童掌握洗手的方法后，家长可以教给儿童洗脸的方法。洗脸应该从上向下一步步地清洁，家长需要告诉儿童，应该重点清洗那些容易留下脏东西的地方，如眼角、鼻下、口唇周围和耳后等。在儿童年龄较小时，大肌肉力量还没有完全发展起来，因此拧毛巾会有些困难，家长可以与儿童一起完成。

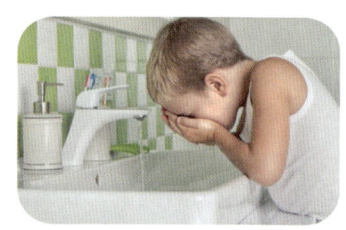

刚开始学习时，家长可以辅助儿童完成这些动作。比如站在儿童身后，将自己的手放在儿童的手上，手把手地辅助，每次都使用相同的词语和动作，并随着儿童熟练度的提高，逐渐减少辅助。每天在相对固定的时间带儿童进行个人清洁，规律的时间安排会加深儿童的印象，有助于养成良好的个人卫生习惯。家长还需要教儿童，每次用完清洁用品要放回原处。可在专用的东西上面做记号，比如牙刷、毛巾等。

策略4　循序渐进，陪伴洗澡

在学习洗手、洗脸的过程中，儿童已经对"水"这个概念有了一定的认知，接下来便可以逐步教儿童洗澡了。

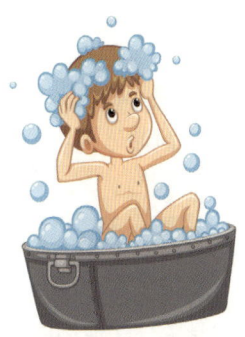

首先，家长需要为儿童准备专用的沐浴用品，教儿童认识沐浴用品的外形、颜色、大小等特征，如沐浴液、香皂、洗发水、洗面奶、沐浴球、毛巾等。家长要根据实际情况，教导儿童如何找到瓶装沐浴用品的瓶口并使用。

其次，若儿童年龄较小，家长需提前为儿童调节好洗澡水水温，不建议太早教视力残疾儿童独自操作水温开关，以免发生意外。但可以告知儿童水温开关的位置及使用错误的后果。家长可让视力残疾儿童参与调整水温，在安全的前提下自己体验。

接下来，家长需要教授儿童洗澡的流程。
第一步，先脱去衣裤，放置在固定位置。
第二步，从淋湿身体开始进行沐浴。清洗的顺序可以从头到脚，首先洗头、脸、耳朵、躯干，然后洗腋下、四肢等。在此过程中，家长应将洗浴用品放置的固定位置告诉视力残疾儿童，也要告诉他们清洁哪个部位应该用哪种洗浴用品。
第三步，沐浴完成后，家长应辅助儿童寻找固定位置放置的干毛巾，擦拭干净身体，擦拭的方式与洗澡的方式相同，都是从头到脚。擦拭结束后，穿好衣物。

最后，洗澡结束后，家长需要辅助儿童摆放好用过的洗浴用品，将换下待洗的衣物放到固定的洗衣处。

六. 孩子害怕洗澡怎么办？

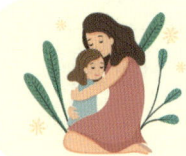

丽丽是一名全盲的孩子，因为看不到，从小胆子就特别小。虽然可以完成洗手、洗脸等简单的洗漱活动，但却不喜欢洗澡。每次洗澡丽丽都会表现出退缩、逃避，并且由于洗澡不及时，也给社交等方面带来了困扰。怎样才能让丽丽不再害怕洗澡呢？

家长需要理解，视力残疾儿童之所以害怕洗澡，可能是因为他们对于水的感觉不熟悉或者有其他不适感。为此，家长首先要做的就是消除儿童对水的恐惧，以下是一些参考策略。

策略1　提前准备

提前通过游戏等多种形式，让儿童了解洗澡的时间和步骤，让他们有足够的时间来适应，做好心理准备。

策略2　渐进式的适应

可以先让儿童用手触摸水，逐渐适应水的感觉。然后将水洒在他们身上，让他们的身体适应这种感受。最后，试着让儿童进入浴缸或淋浴间，确保水温适中，并逐渐延长洗澡的时间。

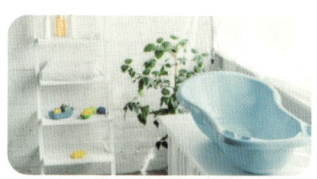

策略3　创造舒适安全的环境

选择柔软的洗澡海绵或毛巾，温和的儿童洗浴用品，适宜的水温、照明等，避免儿童产生刺激或不舒服的感觉。也可通过防滑垫、座椅或扶手、家长适当的触摸和示范等，让儿童更有安全感。

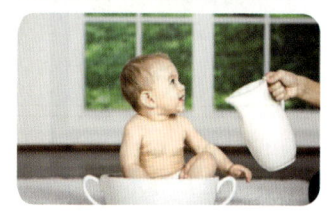

策略4　创造游戏化的体验，给予奖励和赞扬

尝试将洗澡过程变成一个有趣的游戏。可以通过使用洗澡玩具、唱歌、讲故事、播放儿童喜欢的音乐等方式来分散他们的注意力，让他们感到愉快和放松，减轻害怕的情绪。

策略5　寻求专业帮助

如果儿童对洗澡的害怕感持续存在并严重影响其生活质量，可以咨询医生或心理学家，寻求更专业的建议和支持。

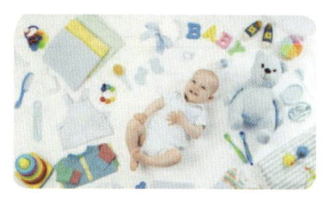

想一想，如果您是丽丽的家长，会选择什么样的策略呢？

第六节 培养前定向行走能力

一、什么是前定向行走能力？

前定向行走能力就是在正式学习定向行走技能时所具备的相关准备技能。

基于定向行走的功能，前定向行走能力至少应该包含独立行走的能力、交流沟通的能力、通过听觉判断声音远近和方向的能力、感知空间的能力、区分上下左右前后的能力、抓握的能力、辨别身体部位的能力等。

二、孩子不敢独自活动怎么办？

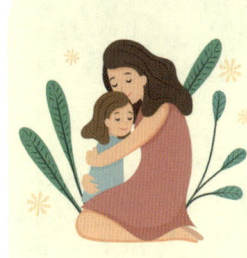

小丽是一名全盲的孩子，因为看不见，从小胆子就特别小，虽然她可以完成站立、行走、跑步、跳跃等简单动作，但都需要别人搀扶。如果大人撒开她的手，她不仅会立刻停止行走、跑步或者跳跃，而且还会大声喊叫。即便大人用言语要求她继续行走，她也不理会并继续喊叫。如果长时间不理会她，她会更大声地喊叫。

怎样才能减少小丽喊叫的行为，增强其独立站立、行走、活动的能力呢？

首先，我们要知道，小丽具备站立、行走、跑步、跳跃的基本能力，只是大人撒手时才会喊叫。如果家长闭上眼睛尝试独立行走就会发现，在失去视觉的情况下，会因为不能确定周边环境而产生恐惧心理，如此我们便不难理解为何小丽会大喊大叫了。我们首先要消除孩子的恐惧心理，再逐渐锻炼其独立行动的能力。可以尝试以下几种方法。

策略1 改变肢体接触方式

日常生活中，视力残疾孩子因为对周围环境的恐惧，会主动拉着家长的手，这让他们感到心安。建议改为家长主动、孩子被动的肢体接触方式，这样有助于逐渐减少孩子的恐惧心理，同时将肢体接触的部位、时间、程度等的主动权和决定权交给家长，为后续逐步取消肢体接触奠定基础。

策略 2　身后位站立

调整家长与孩子行走过程中的站位,家长在孩子的身后站立和行走,有助于提高孩子主动向前行走的积极性,锻炼胆量。如果需要,家长可将手搭在孩子的肩膀上,给予孩子一定的安全感,减少孩子的恐惧心理。

策略 3　以物品为桥梁进行接触

使用物品代替家长的直接肢体接触。比如孩子刚练习走路时,家长可以握着孩子的手,共同握住一根绳子或一根小棍。待孩子熟悉以后,逐渐撤除家长与孩子的直接肢体接触,过渡到家长与孩子各自抓住绳子或小棍的一端,以物体为桥梁建立接触,直至最终孩子独立行动。

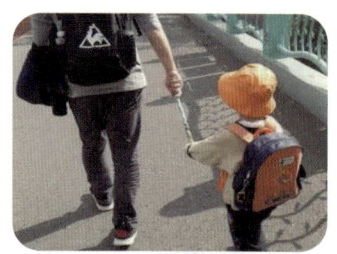

以物品为桥梁的接触示例

策略 4　间歇性肢体接触

将全过程肢体接触调整为间歇性肢体接触。例如家长在陪伴孩子行走时,可以每隔几秒就拍拍孩子的肩膀,或者采取其他孩子喜欢的身体接触方式,给孩子一定的安全感。随着孩子熟悉度的增加,逐渐延长肢体接触的间隔时间。

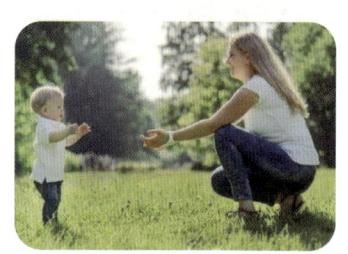

策略 5　随时给予声音提示

当孩子能够尝试独立行走时,家长应随时给予声音提示。比如介绍前面的路面很平坦,帮助孩子对路况建立心理预期。家长应及时用言语鼓励和表扬孩子,让孩子提升自信心和增加安全感。声音提示的频率也应视孩子的熟练度逐渐调整。

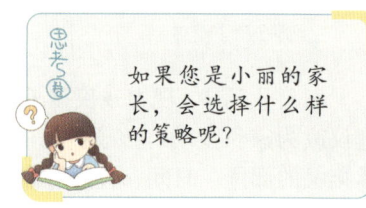

如果您是小丽的家长,会选择什么样的策略呢?

三、孩子不喜欢活动怎么办？

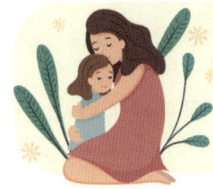

小美是一名全盲的孩子，平时喜欢一个人坐在角落里，几乎不会主动参与家中的游戏活动。外出时也只会牵着妈妈的手向前走。妈妈想和小美玩追跑游戏，但小美往往只会站在原地。

我们可以通过以下几个方法，帮助小美更多地参与活动。

策略 1　熟悉环境

不管室内活动还是室外活动，我们首先要告知孩子环境情况。环境情况包括活动时使用的物品、活动的方法和规则。如果是户外活动，还应该包括路况信息、设施信息等。让孩子建立对整体环境的认知，避免其因为恐惧周围环境而影响参与活动的积极性。

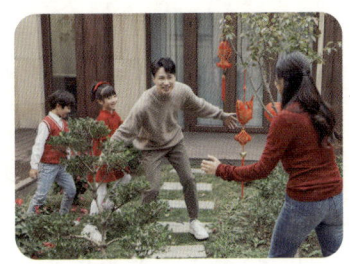

室外游戏活动示例

策略 2　创设有意思的活动环境和氛围，调动其积极性

家长对视力残疾儿童的影响更为明显。为此，家长可以使用夸张的语调开展游戏活动并参与其中，让孩子通过家长的笑声和语言，感受到游戏活动的乐趣，从而提高孩子参与游戏活动的积极性。

策略 3　以喜欢的玩具、食物等作为游戏的奖励，激发其参与动力

小美虽然不喜欢活动，但一定有喜欢的食物或者玩具等，为此，家长可以在变换游戏形式的同时，将其喜欢的事物作为奖励。如设置各类闯关环节，到了不同的关卡可以获得不同的任务奖励，从而激发其参与动力。当然，任务奖励要适当，比如一共设置10个关卡，完成5个关卡就可以获得1个小贴画，完成10个关卡就可以获得2个小贴画，2个小贴画就可以兑换一块糖，等等。

如果您是小美的家长，会选择什么样的策略呢？

四、外出时怎么引导孩子？

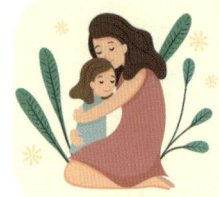

丽丽的妈妈非常喜欢带丽丽外出，希望通过外出，能够让丽丽更多地认识外部世界，但往往没能如愿，那么在外出时，应该如何更好地引导孩子，从而增进孩子对外部世界的认知呢？

视力残疾儿童家长带孩子外出时，应该充分调动其五感，提高其综合认知能力。

策略1　告知外出的目的地、到达方法、要完成的任务等

每一次外出，家长都要尽量告诉孩子此次外出的目的地以及到达的方法，比如乘坐什么公交车，到哪站下车，坐车时应该注意哪些事项等。还要告知孩子本次外出的任务是什么，比如购买黄瓜。还可以进行拓展，告诉孩子应该到蔬菜店去买黄瓜，到水果店可能就买不到了，还可以告诉孩子黄瓜可以怎样食用以及黄瓜的特征，等等，从而提高孩子的认知能力。

策略2　给孩子描述您看到的场景和事物

在路途中，家长可以给孩子描述您看到的场景和事物，比如您看到了一棵开满花的树，一个清洁工阿姨在清扫路面，等等。家长还可以进行拓展讲述，比如一棵开满花的树，家长就可以讲一讲这是什么树，开了什么颜色的花，还可以带孩子去闻一闻花香、摸一摸树叶，等等。

策略3　让孩子说一说自己的经历、感受和收获等

此次外出结束后，家长可以让孩子说一说自己的心情、经历、收获等，通过引导孩子分享，来帮助其加深印象，提高认知能力。

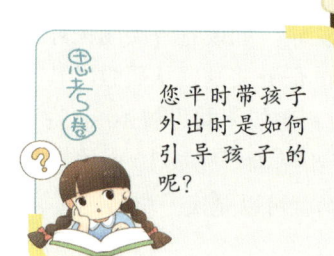

您平时带孩子外出时是如何引导孩子的呢？

重要提示

家长带孩子外出时，一定不能只让孩子待在自己身边，一定要让孩子亲身参与活动。只有这样，才能提高孩子对世界的认知，达到教育的目的。

五、可以给孩子使用哪些行走辅具？

0—6岁的视力残疾儿童可以借助一定的辅具行走，以保证自己的安全。比如：对于初步掌握了独立走路技能的孩子，家长可以为其准备带轮子的小推车，行走过程中保持辅具在前、孩子在后的状态。遇到障碍物时，孩子可以借助辅具很好地保护自己。对于走路较稳、年龄较大的孩子，可以为其准备适合其身高的盲杖，通过盲杖探索路况，达到安全行走的目的。

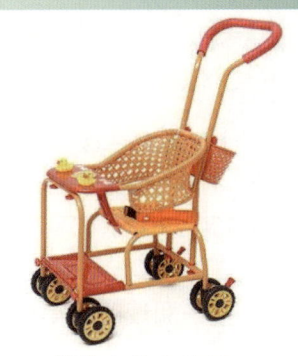

带轮小推车示例

六、孩子什么时候可以开始练习使用盲杖？

盲杖是视力残疾人士行走过程中非常重要的辅具，现有盲杖的款式较多，长度各不相同。孩子从什么时候可以开始练习使用盲杖，没有一定之规，但至少需要满足以下几个条件：一是有基本的独立行走能力，一个简单的判断方法就是看孩子独立行走时双手是否能垂于身体两侧并自然摆动；二是手部有抓握盲杖的能力；三是有一定的听从指令行动的能力，能够听懂并按照要求使用盲杖，避免出现安全隐患。满足以上这些基本条件后，孩子就可以开始练习使用盲杖了。

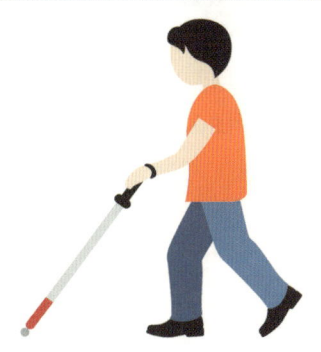

第七节 培养读写能力

一、低视力孩子读写能力的培养

1. 什么是大字课本？

简单来说，就是将明眼儿童使用的课本（文字、画面、行间距等）按照一定的比例进行放大处理。在处理的过程中，要注意清晰度和颜色对比，以帮助低视力孩子顺利完成阅读。

2. 孩子阅读时趴得离书本太近怎么办？

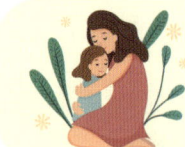
小琴在阅读时总是趴得离书本太近，每次妈妈提醒后，小琴能够调整距离，但有时就会发脾气。或者妈妈在时小琴姿势正确，妈妈离开后又趴得太近，这让妈妈很是苦恼。那么作为家长，怎么帮助小琴呢？

小琴趴得离书本太近，可能有两个原因。第一，看不清；第二，觉得趴得近舒服。可以采用以下几种策略加以改善。

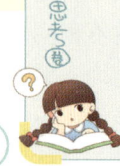
如果您是小琴的家长，您会怎么做呢？您是否解决了孩子出现的这种问题？

策略1　重新评估视力情况，选择适合的阅读材料

及时评估小琴的视力情况，了解其视力是否有所下降，如果确定是因为看不清才趴得离书太近，家长可以改用孩子在合适距离内能看清的书本，如大字本。

策略2　配备适合的助视器

当孩子看不清书本页面时，家长还可以为孩子选择适合的助视器，让孩子在助视器的辅助下阅读。如果孩子正在使用助视器，家长可以调整助视器的放大倍数，以确保孩子在正常距离之内顺利阅读。

策略3　使用坐姿矫正器

重新评估确定小琴的视力情况后，家长可以为孩子准备坐姿矫正器，在矫正器的辅助下，帮孩子养成良好的阅读习惯，保持正确的坐姿。

3. 孩子书写费劲且不工整怎么办？

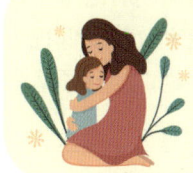

小美在书写时总是很费劲，表现为不愿意写。在妈妈的强烈要求下，小美能够书写，但非常不工整。妈妈扶着小美的手一起写时基本没问题，但只要让她自己写，就又会写得很慢并且很乱。这让妈妈很是头疼。

对视力残疾儿童来说，要做到书写整洁是较难的，但可以采取一些策略加以改善。

策略1　确保书写内容符合孩子当前的水平和能力

首先，家长让孩子书写的内容一定要符合孩子当前的水平和能力。6岁以下的视力残疾儿童很少能书写较为复杂的文字，所以家长给孩子布置任务时，要选择适合的内容，过难的内容往往会让孩子产生排斥心理。

策略2　锻炼手部控制能力

低龄视力残疾儿童的手部精细运动和控制能力都是需要专门训练的。家长可以在生活中通过游戏帮孩子锻炼，比如让孩子将豆子从一个碗中拿起来，放到另外一个瓶口很小的瓶子里，等等。

策略3　按照范例模仿练习

家长让孩子书写前，可以提供范例，让孩子对照家长的范例进行书写，以便孩子后续独立书写时借鉴。同时，这个方法也可以较好地锻炼孩子的手部控制能力。

策略4　规定书写的范围

家长可以给孩子规定合适的书写范围，比如绘制比常见习字纸上更大的田字格，让孩子在这样的田字格当中书写。后期还可以为孩子绘制横线，让孩子可以以横线为文字底部参照物进行练习，从而逐渐提高书写的工整度。

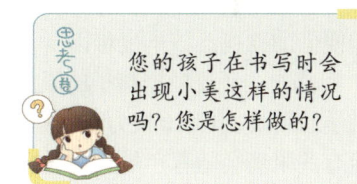

您的孩子在书写时会出现小美这样的情况吗？您是怎样做的？

4. 哪些助视器可以帮助孩子阅读？

前面我们讲过视力残疾儿童的常用辅具，在这里介绍一些低视力儿童近距离阅读时的常用辅具，如：眼镜助视器、立式放大镜、手持放大镜、电子助视器等。这些辅具都能有效帮助低视力儿童提高阅读效率。家长可以根据使用环境等因素，结合专业人员的咨询综合考量，为孩子适配助视器。

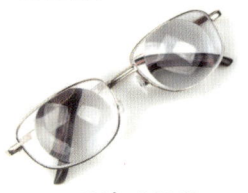	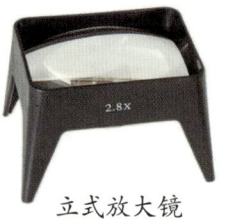	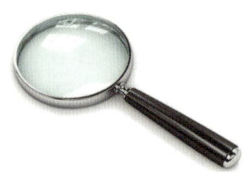	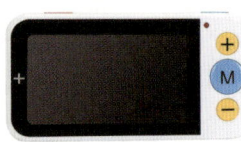
眼镜助视器	立式放大镜	手持放大镜	手持式电子助视器
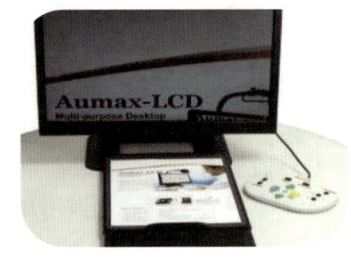		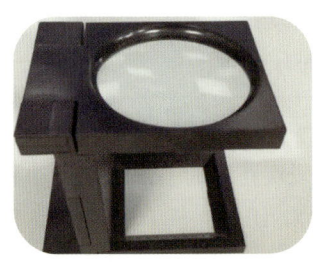	
台式电子助视器		带光源立式放大镜	

5. 低视力孩子要不要学习盲文？

低视力孩子学习汉字还是盲文，要根据孩子的视力水平、眼病类型来决定。

首先，低视力孩子的视力较弱，而很多汉字笔画较多、结构复杂，即便借助助视器孩子也难以辨认，建议搭配学习盲文。

其次，还要根据孩子的眼病情况综合判断。有些孩子的眼病通过科学的用眼、护眼，视力水平基本可以保持，那么就可以不学习盲文。但有些眼病会随着年龄的增长而逐渐变严重，导致视力下降，在此种情况下，为了孩子能够顺利过渡，建议应提前开始学习和使用盲文。

重要提示

学习汉字还是盲文，不会影响孩子的学习和发展。家长要根据孩子的视力水平和眼病类型综合考虑，为孩子选择适合其学习的文字。

二、全盲孩子读写能力的培养

> 盲文又称点字，国际通用的点字由 6 个凸起的圆点组成，是专供盲人摸读、书写的文字符号。它是由法国盲人路易·布莱叶于 1824 年发明的。

1. 摸读和听读哪个更重要？

摸读是孩子的主动行为，摸读既指摸读盲文，也指通过触摸读取事物信息。摸读的过程也是视力残疾儿童触觉敏感度和触觉辨别能力发展的过程，0—6 岁的视力残疾儿童需要循序渐进地习得此能力。摸读盲文则需要孩子具备识别盲文的能力。

听读是孩子的被动行为。一般情况下，孩子可以通过和家长聊天、听家长讲故事、听音频等形式获取有效信息。孩子即便还不能较快地摸读盲文，也可以利用听读的方式获取知识、启迪心智。从这个角度而言，听读对低龄视力残疾儿童认知水平的提高和综合发展更为重要。但家长同样要重视摸读的培养，因为孩子随着年龄的增长、摸读能力的提升，可以从被动的听读发展到主动的摸读，用摸读的形式开展更深入的学习，也为学习盲文奠定基础。

2. 什么是前盲文技能？

前盲文技能是指视力残疾儿童正式学习盲文前的准备技能。盲文的摸读和书写是一个精细的操作过程，为此，在正式学习盲文前需要掌握很多相关的前备技能。

第一，锻炼视力残疾儿童的触觉敏感度。让孩子通过触摸认识物体，辨别物体的大小、形状等，还可以让孩子触摸不同质感的物品。

第二，培养视力残疾儿童两手配合能力、手指追踪能力和手部力量。可以让孩子练习串珠、拧瓶盖、拼插玩具，还可以让孩子用手沿着某一个物体的边缘进行追踪移动等。

第三，建立方向的概念。盲文的 6 个点位分别在左上、左中、左下、右上、右中、右下。为此，家长可以在硬纸盒或木板上制作 6 个洞，引导孩子认识和区分洞的位置；还可以用自身的眉毛、眼睛、鼻孔对应 6 个点位，以此学习方向的概念。

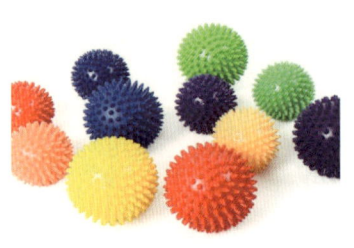
触觉球示例

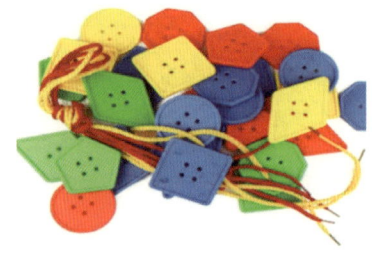
穿线玩具示例

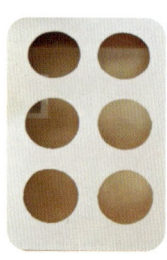
盲文点位示例

3. 有哪些盲文书写的辅具？

盲文书写主要有盲笔、盲板、盲尺、盲文纸、盲文打字机等辅具。学龄前视力残疾儿童可使用基础的盲笔、盲板、盲纸学习书写盲文。

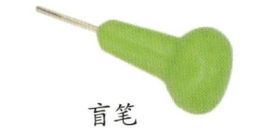
盲笔

盲笔：学龄前视力残疾儿童由于手部力量受到限制，家长可选择笔尖粗细适度的盲笔。

盲板：常用盲板一般分为4行、9行和27行三种规格，建议学龄前儿童选择使用4行盲板。

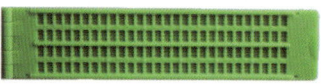
4行盲板

盲文纸：盲文纸比平时使用的纸略厚，纸的边缘非常锋利。建议家长在前期指导孩子书写盲文时，将盲文纸裁剪成比4行盲板略宽的纸条，这样就会避免因盲文纸过大而影响书写。当孩子熟练掌握书写后，再使用整张盲文纸。

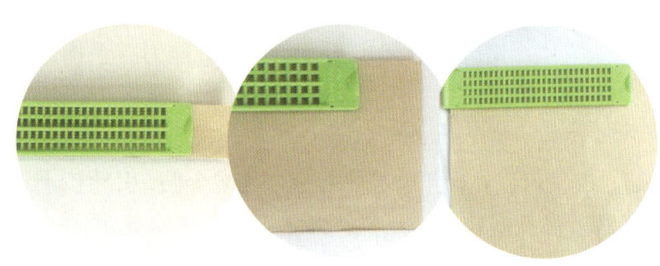
使用由小到大的盲文纸示例

第八节 培养社会交往技能

一、如何培养良好的亲子关系？

良好的亲子关系是儿童发展社会交往技能的基础。家庭是儿童发展社会交往技能的首要环境，父母是他们首先接触到的人，亲子依恋关系则是儿童首先需要建立的人际关系，也往往是儿童在社会环境中人际关系形成和发展的原型。

二、讲解不同的社交场景

一般情况下，0—6岁儿童的大部分社交场景为家庭、邻里、学校等，还有医院、公园、商场等公共场所。在不同的场景下，孩子需要掌握和使用的社交技能也不尽相同。为此，家长应以多种形式向孩子讲解需要社交的情景、告知孩子交往的对象，在此基础上教导孩子应注意哪些事项、使用哪些语言等。在真实情境下的讲解和练习，能让孩子更容易掌握相关社交技能。此外，家长还要多为孩子创造模仿练习的机会，比如可以创设情景，和孩子玩角色扮演游戏，在游戏环节中锻炼孩子。

三、积极创造社会交往的机会

在真实情境下进行社交，才能最大限度地锻炼孩子的社交能力。为此，家长要积极创造社会交往的机会，搭建社会交往的平台。比如，可以定期带孩子到小区公园和同龄的孩子们做游戏，可以带孩子到商场、超市、游乐园等不同的场所活动，同时引导孩子和不同场所中的不同人群交流，在真实情境下锻炼和提高孩子的社会交往能力。

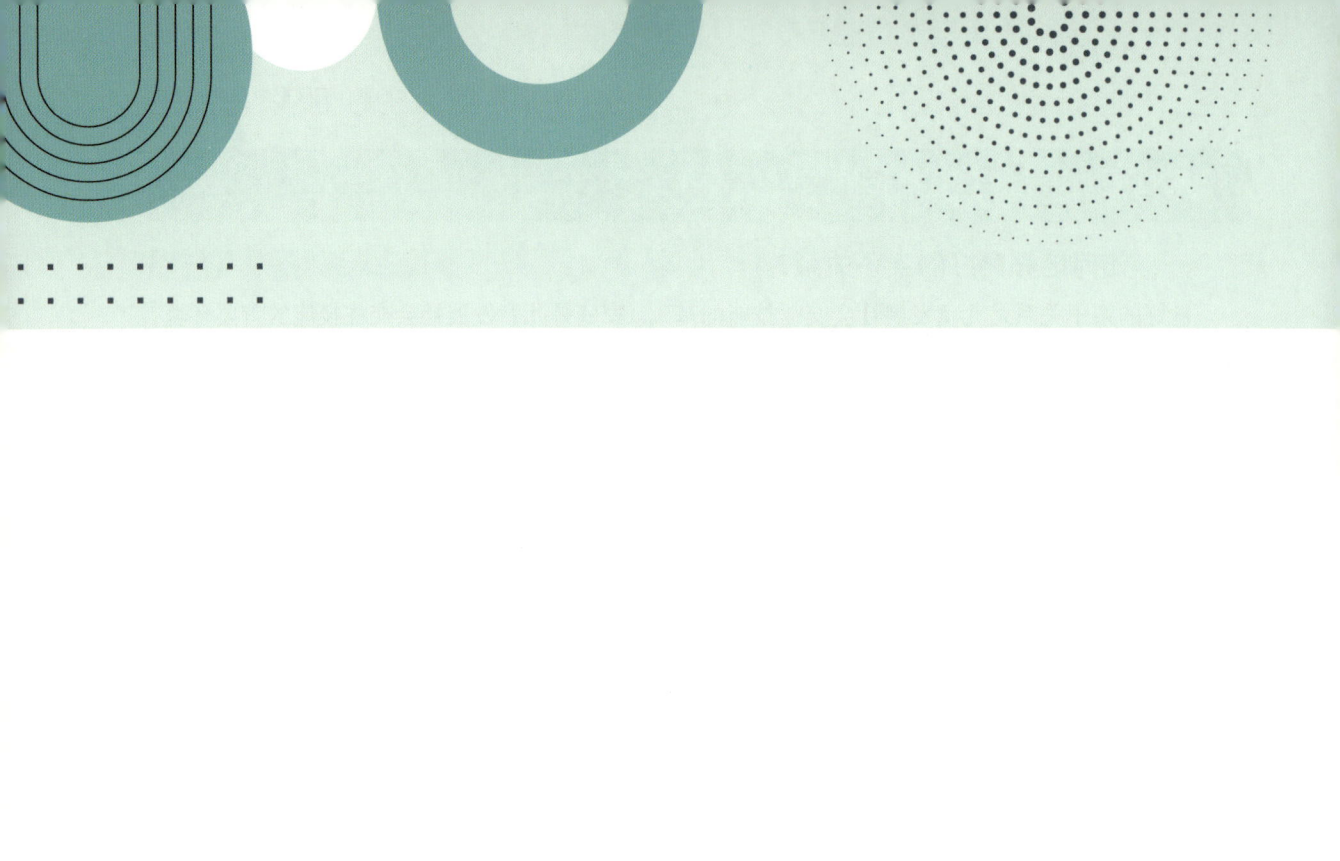

第四章

与孩子共成长：寻求支持与促进融合

第一节 家长的心理调适

一、悦纳自己的消极情绪

做视力残疾儿童的家长,不是一件容易的事情,你已经做得很好了!请记住,你永远不是一个人。

小妙招

家长可以通过冥想、运动等方式放松下来,调整自己。

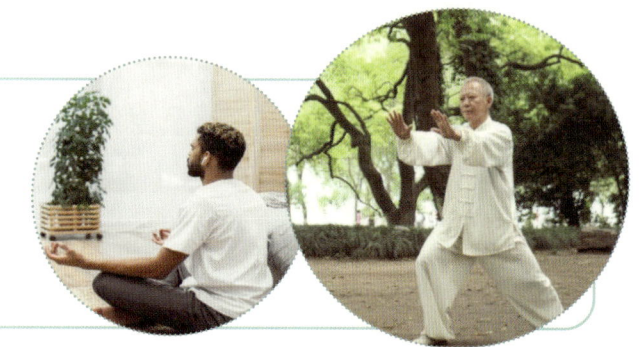

二、在养育视力残疾儿童的过程中,家长将扮演哪些角色?

家长不仅是父母,更是视力残疾儿童的"眼睛",为儿童带来更丰富的世界。同时,家长还扮演着教师、评估者与干预者等多重角色,承担着监护、观察、评估、咨询、强化等职责,需要具体完成以下任务。

- 在日常生活中进行观察。
- 在日常生活中评估功能性视力。
- 配合专业人员的要求完成日常训练。
- 定期带视力残疾儿童复查。
- 按要求提供各种医学信息。

当儿童逐渐长大后,尤其是青春期时,面对自己的视力缺损,难免会出现不稳定情绪,因此,家长还是视力残疾儿童的抚慰者和引导者。

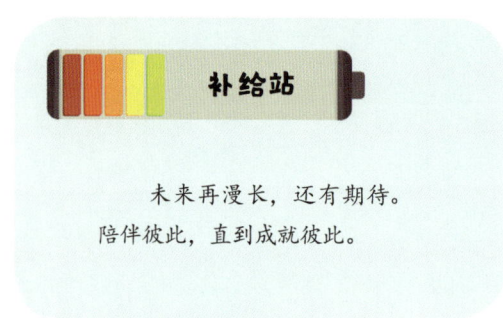

补给站

未来再漫长,还有期待。
陪伴彼此,直到成就彼此。

第二节 寻求医疗和康复支持

当孩子的视力障碍被确诊后,家长应注意两手抓:主动就医和主动康复。一方面,强调科学医治,但应避免因求医问药而错过孩子早期干预的关键期;另一方面,应明确以家庭为中心的早期教育康复的重要性。

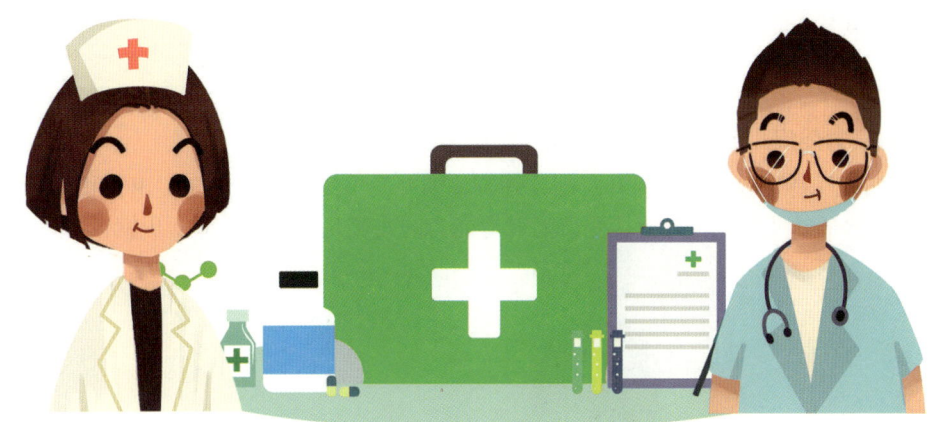

一、有哪些早期康复机构?

目前我国针对视力残疾儿童的康复机构主要有各省市残疾人联合会下属的康复中心,眼科医院下属的低视力训练中心,各地区盲校的低视力训练和康复训练中心,民营非营利组织等。家长可咨询当地残联、特殊教育资源中心等机构,获取当地早期康复机构的信息。

二、视障儿童早期康复救助的相关政策有哪些?

2018年6月,国务院印发了《关于建立残疾儿童康复救助制度的意见》,为符合条件的0—6岁视力、听力、言语、肢体、智力等残疾儿童与孤独症儿童提供以减轻功能障碍、改善功能状况、增强生活自理和社会参与能力为主要目的的手术、辅具配置和康复训练等服务。各地根据自身实际,出台本地残疾儿童康复救助制度。具体可咨询当地残联。

第三节 寻求教育系统支持

一、0—3 岁的早期教育服务

视力残疾儿童的早期教育通常从儿童一出生或确诊时开始。这一时期的教育主要基于家庭进行。

0—3 岁的视力残疾儿童的早期教育的目标、内容、过程以及效果评价等,主要以视力残疾儿童个别化家庭服务计划的形式体现。

二、3—6 岁学前教育安置

我国视力残疾儿童学前教育的政策

《"十四五"特殊教育发展提升行动计划》(国办发〔2021〕60 号)提出,积极发展学前特殊教育,鼓励普通幼儿园接收具有接受普通教育能力的残疾儿童就近入园随班就读。

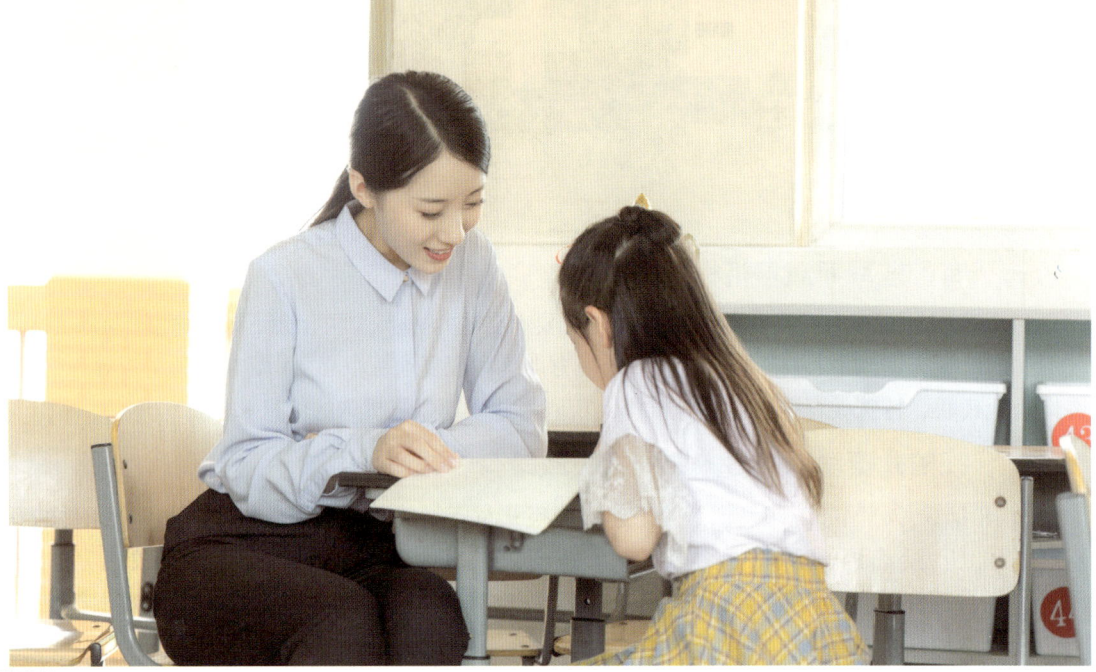

学前融合教育

视力残疾儿童想要接受学前融合教育,往往需要经过接案、需求评估、制订个别化教育计划草案、执行融合教育方案和阶段性评估五个步骤,详情如下:

1. 接案

当有学前特殊儿童申请入园时,接案教师会及时与儿童及其家长接触,了解儿童的保教需求,并指导家长填写《儿童入园登记表》,内容包括儿童及其家庭的基本信息。同时,接案教师也要向家长介绍园内情况及入园要求。

2. 需求评估

当视力残疾儿童成为幼儿园的融合对象,资源教师就需要对其需求开展评估,全面了解儿童的发展现状,如运动、认知、语言、社会适应能力以及情绪行为等,还包括家长的困惑、期待和希望达到的目标等,为接下来制订介入方案做好准备。

3. 制订个别化教育计划草案

完成评估工作之后,特教老师需要根据评估结果,科学地编制个别化教育计划,以指导开展具体的融合教育活动。

4. 执行融合教育方案

根据个别化教育计划,帮助视力残疾儿童参与全班性活动。如有必要,需对活动方案做适当调整,使之可同时兼顾普通儿童和特殊儿童的学习目标。

5. 阶段评估

阶段评估的目的是监督和检查儿童的学习状况是否以长短期目标为依据,目标是否逐步达成。一般可采用周评估、月评估以及半学期、学期评估的方式。若评估结果显示儿童的发展进步不明显,应反思并及时调整个别化教育方案等。

三、入学前的准备

🍃 视力残疾儿童的入学安置

随着法律政策的日益完善,视力残疾儿童入学安置以片区内就近就便入学为主。入学安置的形式也逐渐多样化。目前,视力残疾儿童的教育安置主要包括特殊学校、普通学校普通班和普通学校特教班就读这三种形式。家长应在孩子读幼儿园大班时,及时与当地特殊教育资源中心取得联系,为入学安置做好准备。

🍃 为孩子选择最适宜的教育安置

视力残疾儿童入园或入学前,需由相关专业人员在科学评估的基础上,帮助家长从儿童自身的情况(如认知发展、语言发展、生活自理能力等)、当地的教育设施情况以及未来儿童的发展方向等多方面综合考虑,为孩子选择适合的教育安置形式。

建议家长与当地教育部门、普校(园)或盲校教师、特殊教育资源中心或其他家长进行交流沟通,以便选出对儿童最有利的教育环境。

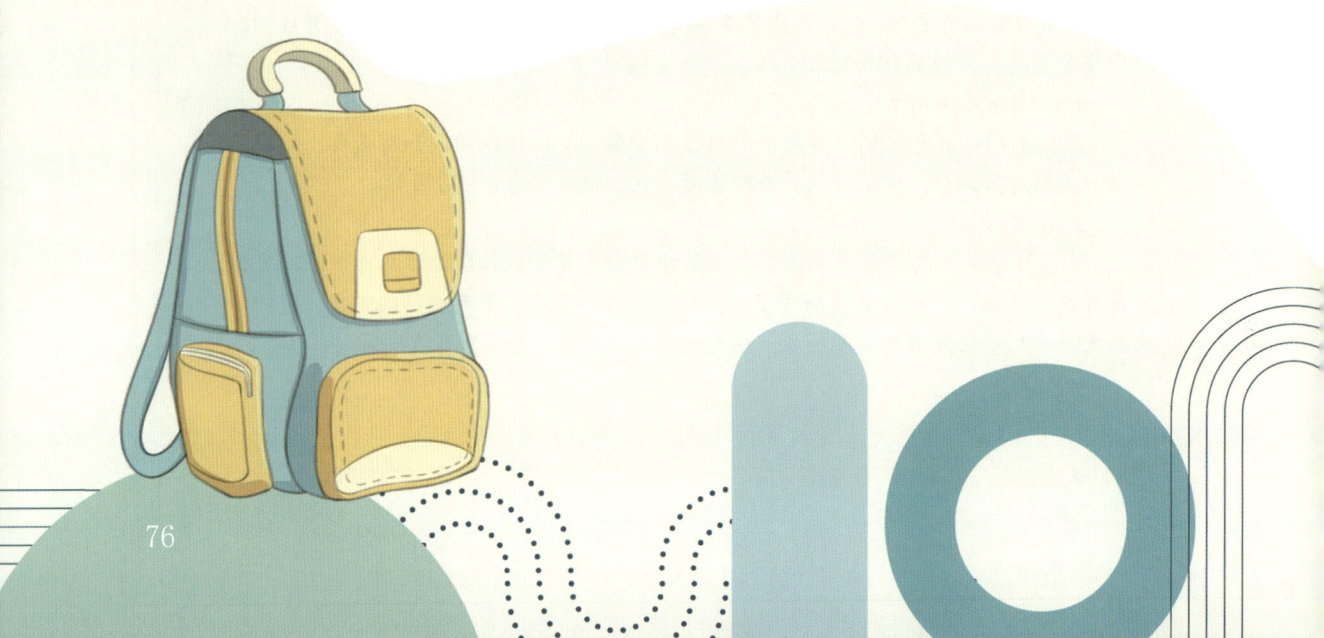

第四节 寻求社区和社会支持

一、积极利用社区和社会资源

视力残疾儿童家长首先需要了解我国目前有哪些为视力残疾儿童提供服务的社会团体及其组织功能，以便及时获取有针对性的帮助。

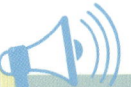

资讯窗

1. 中国残疾人联合会（CDPF）

简称中国残联，是国家法律确认、国务院批准的由残疾人及其亲友和残疾人工作者组成的人民团体，是全国各类残疾人的统一组织。按照国家行政区划设立中国残联各级地方组织，社区居民委员会、村民委员会、残疾人集中的企业事业单位，建立残疾人协会或残疾人小组。

2. 中国盲人协会（CAB）

简称中国盲协，是中国残联的专门协会，是由全国盲人（含低视力者，下同）和与盲人工作有关的社会组织、企事业单位及个人自愿结成的公益性社会团体，是盲人的代表组织。

3. 中国盲人协会盲人家长委员会（NCPCVI）

是中国盲人协会领导下的由中国盲人家长自愿组成的非营利性组织。

二、寻求家长团体的支持

家长在养育视力残疾儿童的过程中总会遇到各种各样的挑战，可以主动加入家长团体，向其他有类似经历的家庭寻求帮助。

如果附近家庭没有视力残疾儿童，可以邀请其他类型残疾儿童的家长聚在一起。或询问社区的医务工作者、居委会工作人员，他们可能知道邻近社区有类似问题的家庭。

三、寻求 NGO 的支持

视力残疾儿童及其家长可以寻求非政府组织（NGO）的支持，以获取各种社会性资源，包括政府资源、民间资源，特别是志愿者资源。也可以从 NGO 获取政策覆盖不到的视力残疾儿童教育服务领域所提供的专业培训。

参考文献

[1] 彭兴蓬，刘飞主编.视障儿童家庭视觉康复训练活动示范指导[M].北京：北京出版社，2018.

[2] 雷江华，刘慧丽主编.学前融合教育[M].北京：北京大学出版社，2015.

[3] 徐白仑主编.家长应怎样对待视障孩子[M].北京：中国盲文出版社，2005.

[4] 张琳，张悦歆，等编著.0—6岁视障儿童康复训练家庭指导[M].北京：化学工业出版社，2021.

[5] 张悦歆，李庆忠编著.视觉康复指南[M].北京：国家图书出版社，2009.

[6] 张福娟，杨福义编著.特殊儿童早期干预[M].上海：华东师范大学出版社，2011.

[7] 赵家良，等编著.视力残疾评定手册[M].北京：华夏出版社，2013.

[8] 朴永馨主编.特殊教育辞典（第3版）[M].北京：华夏出版社，2014.

[9] 梁纪恒.特殊儿童早期鉴别、评估与干预[M].北京：中国轻工业出版社，2015.

[10] 马锦华，张西方主编.学前特殊儿童教育与实践[M].郑州：郑州大学出版社，2022.

[11] 尼尔曼，雅各布.盲童早期教育指南[M].南京：江苏教育出版社，2009.

[12] 蒋建荣编著.特殊教育的辅具与康复[M].北京：北京大学出版社，2012.

[13] 邓猛主编.视觉障碍儿童的发展与教育[M].北京：北京大学出版社，2011.

[14] 徐亮主编.低视力学[M].北京：人民卫生出版社，2021.

[15] 钱志亮，等主编.如何帮助视障人[M].北京：中国盲文出版社，2008.

[16] 胡建民主编.视觉康复师培训教材[M].北京：北京出版社，2018.

[17] 翟海珍主编.视觉障碍儿童教学法[M].天津：天津教育出版社，2007.

[18] 邓诗颖.学前儿童家庭教养方式、依恋类型与亲社会行为的关系研究[D].苏州：苏州大学，2013.

[19]张琳,朱琳,张悦歆.我国视力残疾儿童综合康复现状分析及对策研究[J].世界最新医学信息文摘,2019,19(45):48-49.

[20]王蒙蒙,张悦歆.融合教育环境中家长参与特殊儿童幼小衔接的个案探索[J].基础教育,2020,17(01):101-112.

[21]肖辉莹.非政府组织介入残疾人教育相关问题研究[J].黄石理工学院学报(人文社会科学版),2010,27(04):68-72.

[22]张欣,张燕,王先达.新时期我国学前特殊教育法规发展:法制与师资保障[J].绥化学院学报,2022,42(04):121-125.

[23]陈瑛华,孙颖,史亚楠等.家长视角下北京市残疾学生融合教育状况研究[J].中国特殊教育,2019,230(08):28-33+40.

[24]ThoughtCo.Hand Over Hand Prompting for Children With Disabilities[EB/OL].[2021-02-16].https://www.thoughtco.com/hand-over-hand-prompting-3110838.

[25]University of Nevada.Hand-Under-Hand Prompting[EB/OL].[2023-07-20].https://www.unr.edu/ndsip/english/resources/tips/hand-under-hand-prompting.

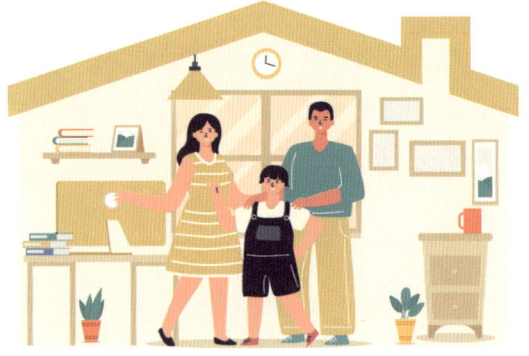